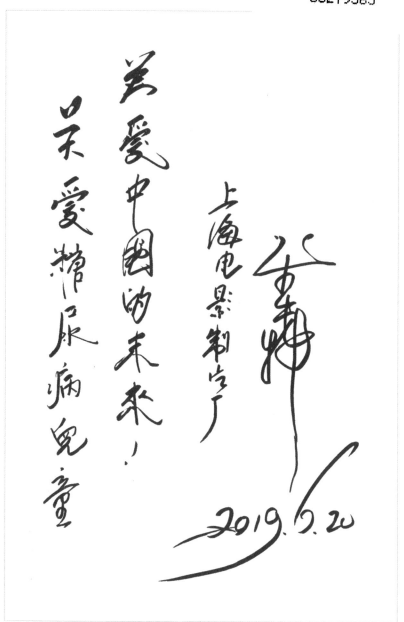

糖尿病干预救助专项基金公益大使、著名表演艺术家牛犇老师为本书题字:关爱糖尿病儿童,关爱中国的未来

本书出版得到以下国家级项目支持：

1. 科技部"重大慢性非传染性疾病防控研究"重点研发计划"儿童青少年糖尿病患病与营养及影响因素研究"（2016YFC1305300）；

2. 国家自然科学基金面上项目（81870530）；

3. 第二批国家临床重点专科军队建设项目。

以下是糖尿病干预救助专项基金捐赠码，欢迎扫码爱心捐赠！

糖尿病干预救助专项基金扫码捐赠

儿童糖尿病300问

名誉主编 郭渝成 罗小平

主　　编 傅君芬 殷　浩

副 主 编 罗飞宏 李　嫔 陈临琪 顾　威

编　　委（按姓氏笔画排序）

马　可	马志文	王　辉	王双宇	王玉冰
王志敏	王丽莉	王歆艺	叶　菲	史婧奕
仝　卿	刘春芝	许　晶	许丽君	孙婧瑜
杨月娥	吴人杰	吴海瑛	余婷婷	张华鹏
张迅杰	张雯雯	陆　齐	陈　康	陈　葳
陈　僖	陈晓丽	陈晓春	季峻松	郑　燕
郑章乾	赵明娟	赵渊宇	袁　航	高鸿云
郭　盛	郭　猛	陶　娜	职康康	梅其勇
董关萍	蒋婷婷	程　新		

上海科学技术出版社

图书在版编目(CIP)数据

儿童糖尿病 300 问 /傅君芬,殷浩主编. —上海:上海科学
技术出版社,2019.8(2025.2 重印)
ISBN 978 - 7 - 5478 - 4513 - 4

Ⅰ.①儿… Ⅱ.①傅…②殷… Ⅲ.①小儿疾病—糖尿病—
防治—问题解答 Ⅳ.①R725.8 - 44

中国版本图书馆 CIP 数据核字(2019)第 134668 号

内 容 提 要

1 型糖尿病又称为胰岛素依赖型糖尿病,近年来发病率上升较快,多发生于儿童和青少年,绝大多数情况下一旦发病,即意味着患者胰岛素分泌功能已遭到绝对破坏,需要使用胰岛素终身治疗。患者及其家人深受其苦。

本书由北京、上海、浙江和湖北等省市三甲医院的知名内分泌科专家、部分患者及患者家人联合撰写,主要读者是 1 型糖尿病患者及其家人,从儿童糖尿病基础知识、治疗与饮食运动管理、血糖监控以及日常生活四大方面,共 300 个问答对儿童糖尿病防治进行解读。

本书将控糖知识和常见问题以通俗易懂的问答形式呈现给读者,专家的权威解读和"资深糖友"的经验分享,使得书中内容更有实际指导意义,适合 1 型糖尿病患者及其家人阅读参考。

儿童糖尿病 300 问

主编 傅君芬 殷 浩

上海世纪出版(集团)有限公司 出版、发行
上 海 科 学 技 术 出 版 社
(上海市闵行区号景路 159 弄 A 座 9F - 10F)
邮政编码 201101 www.sstp.cn
上海展强印刷有限公司印刷
开本 720×1000 1/16 印张 11
字数:140 千字
2019 年 8 月第 1 版 2025 年 2 月第 6 次印刷
ISBN 978 - 7 - 5478 - 4513 - 4/R・1878
定价:33.00 元

主 编 简 介

郭渝成

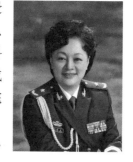

　　主任医师、教授、硕士生导师、专业技术三级,享受国务院政府特殊津贴。历任:中国健康管理协会会长、中国出生缺陷干预救助基金会秘书长、驻军医院心内科住院医师、主治医师、副主任医师、主任医师、副院长,成都军区总医院副院长,解放军总医院第一附属医院院长,解放军总医院医技部主任、医务部主任、副院长。

　　以第一负责人承担"863"及国家重大专项课题3项,获国家专利6项,获军队及省部级科技进步一等奖1项、二等奖4项、三等奖8项,出版专著6部,发表论文53篇。荣立三等功3次。

罗小平

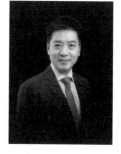

　　华中科技大学二级教授,同济医学院儿科学系主任,同济医院儿科主任,博士生导师,国家杰出青年科学基金获得者。中华医学会儿科学分会副主任委员、内分泌遗传代谢学组名誉组长、中国医师协会常委、青春期医学专业委员会副主任委员,生长激素研究学会理事,亚洲遗传代谢病学会理事,湖北省儿科学会名誉主任委员、围产医学会主任委员。

　　主持国家和省部级项目40余项,发表论文390余篇,主编、参编、参译教材、专著60余部。先后荣获国家科技进步二等奖、湖北省科技进步/自然科学/教学成果一等奖、首届中国儿科医师奖和首届国之名医优秀风范奖等。获评"卫生部有突出贡献中青年专家""享受政府特殊津贴专家""新世纪百千万人才工程"国家级人选。

傅君芬

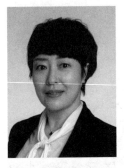

浙江大学医学院附属儿童医院常务副院长、国家儿童健康与疾病临床医学研究中心副主任，主任医师、医学博士、博士生导师、浙江大学二级教授、求是特聘医师，国家卫生健康突出贡献中青年专家、国家重点研发计划项目首席科学家，亚太儿科内分泌学会候任主席（President Elect）、中华医学会儿科学分会内分泌遗传代谢学组组长。曾经留学日本、英国和美国，主持"十三五"及"十四五"国家重点研发计划项目及国家自然科学基金、国家科技支撑计划课题等 23 项，获浙江省科技进步一等奖 1 次（1/13），中华医学科技奖医学科学技术奖二等奖 1 次（1/10），中国妇幼健康科学技术成果二等奖 1 次（1/13），国家科技进步二等奖 1 次（7/10）。多次应邀在国际重要会议上做大会报告、专题讲座和主持。

主要研究领域：儿童内分泌学，擅长肥胖代谢病、性发育异常、生长障碍等疾病的诊治。

殷 浩

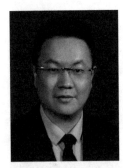

上海长征医院器官移植暨肝脏外科主任、全军器官移植研究所所长、全军临床重点专科主任、国家重点学科/国家临床重点专科学科带头人、亚洲胰腺暨胰岛移植协会（APITA）候任主席兼中国分会主席、上海市胰岛移植临床质控暨培训中心主任、上海市人大代表、上海市曙光学者、黄浦区卫健委副主任、上海市医学会器官移植专科分会常委等。

建立我国主要的胰岛移植中心之一，开展例数/疗效均居国内前列；成功开展世界首例自体再生胰岛移植、亚洲首例机器人全胰腺切除＋自体胰岛移植、上海市首例 DCD 胰岛联合肾移植、上海市首例 DCD 儿童胰岛移植等；主笔胰岛移植相关的"国家卫健委管理规范、上海市质控标准"等，主持各类基金人才计划 20 余项，发表论文 50 余篇。

罗飞宏

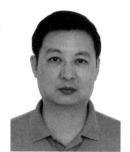

复旦大学附属儿科医院内分泌遗传代谢科主任,主任医师,博士生导师。中国医师协会青春期医学专业委员会副主任委员、医学内分泌学组组长,先后任中华医学会、上海市医学会儿科专科分会内分泌遗传代谢学组副组长、顾问,上海市医学会儿科专科分会委员、上海市医学会罕见病专科分会委员,上海市罕见病防治基金会专家、中华医学会糖尿病学分会1型糖尿病学组委员、中国医师协会儿童内分泌遗传代谢专业委员会委员,曾任亚太儿科内分泌协会理事。

担任儿科内分泌核心期刊 *Journal of Pediatric Endocrinology and Metabolism* 副主编,主编、参编图书20余部,主持和参与国家重大专项等各类科研基金课题。作为主要获奖人先后获国家科技进步二等奖、上海医学科技奖二等奖、上海市精神文明创新奖、上海市科教文卫系统十佳好人好事奖等奖励。

李嫔

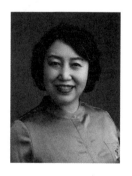

上海市儿童医院内分泌科主任、内科教研室主任,主任医师、医学博士、博士生导师、二级教授,享受国务院政府特殊津贴专家。中华医学会儿科学分会委员、上海市医学会儿科专科分会副主任委员兼小儿内分泌代谢学组组长、上海市医学会分子诊断专科分会委员、上海市医学会罕见病专科分会委员,中国医师协会儿科医师分会第三届委员兼内分泌遗传代谢学组副组长,《中华实用临床杂志》《上海交通大学学报(医学版)》《临床儿科杂志》《中国实用儿科杂志》编委。

承担包括国家自然科学基金及上海市科委、卫计委重大重点项目20项,获上海医学科技奖1项,中国妇幼健康科技奖1项。

陈临琪

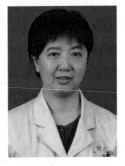

苏州大学附属儿童医院内分泌遗传代谢科主任、博士生导师、主任医师、副教授。中华医学会儿科学分会内分泌遗传代谢学组、青春期医学学组委员，中国医师协会青春期医学专委会委员、内分泌学组委员，江苏省医学会儿科学分会内分泌学组组长，江苏省医师协会青春期医学专委会副主任委员、医学遗传医师分会委员等。

长期从事小儿内分泌疾病的临床教学及科研工作，以第一作者及通信作者发表相关论文数十篇，主持及参与国家及省市相关课题7项、市临床重点病种专项课题1项，主持获得省市新技术引进奖4项、参与获得苏州大学儿科精品教学课程奖1项。对儿童性早熟、矮小症、糖尿病、甲状腺疾病、尿崩症、性腺发育不良、肾上腺疾病、部分遗传代谢病和罕见病具有丰富的临床诊疗经验。

顾 威

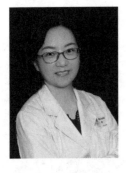

南京医科大学附属儿童医院内分泌科主任、主任医师、硕士生导师。兼任江苏省医学会儿科学分会内分泌学组委员，中华医学会儿科学分会继续教育委员会委员，中国医师协会青春期医学专业委员会第二届社会工作学组副组长、内分泌学组委员，江苏省医师协会青春期医学专业委员会第一届委员会副主任委员，中国普拉德-威利综合征临床规范化诊疗协作联盟华东区副组长，江苏省地方病协会碘缺乏病专业委员会委员，南京医科大学优秀教师。

从事小儿内分泌临床和科研20多年，主持和参与国家和省市级课题多项，发表论文近30篇，获南京市卫生局新技术引进一、二等奖及江苏医学科技奖三等奖。

序 一

我国是全球糖尿病患病率增长最快的国家之一,糖尿病在我国已经成为继心血管疾病和癌症之后的第三大致死疾病,形势十分严峻。同时,儿童糖尿病的发病率在逐年上升,10～15周岁成为1型糖尿病高发年龄段,儿童糖尿病患者数已占全部糖尿病患者数的5%,并且每年以近10%的幅度上升。

儿童糖尿病是由于胰岛素分泌不足所引起的一种内分泌代谢疾病,以碳水化合物、蛋白质及脂肪代谢紊乱为主,引起空腹及餐后高血糖及尿糖。临床表现为多饮、多尿、多食和消瘦,并易出现酮症酸中毒,后期常导致身体多器官组织特别是心脏、肾脏、眼、血管、神经等慢性损害及功能性障碍,严重侵害儿童的身心健康。

中国出生缺陷干预救助基金会和上海市慈善基金会联合海军军医大学附属上海长征医院、复旦大学附属儿科医院、浙江大学医学院附属儿童医院、上海交通大学附属儿童医院、著名表演艺术家牛犇老师及众多爱心企业和人士,发起成立了儿童糖尿病干预救助专项基金,致力于推动儿童糖尿病的干预救助和健康科普知识的传播,《儿童糖尿病300问》是该专项基金发起编写的第一本科普读物。

《儿童糖尿病300问》共分4部分300个问题,从儿童糖尿病的基础知识、胰岛素治疗、血糖监测、饮食运动到患儿、家人的心理疏导等,将儿童糖尿病患者和家人可能遇到的众多问题以简明易懂的问答方式呈献给读者。该书由多位国内顶尖医学专家、资深糖尿病患者及家人共同编写而成,"资深糖友"在书中以过来人的真实经验分享给读者,他们参与编写使得本书更贴近患者当下生活,增强了本书的实用性和可操作性。在此,衷心感谢为此书付出辛勤努力的各位专家和同仁们!

儿童糖尿病的管理是健康管理的重要组成部分,作为中国健康管理协会会长和中国出生缺陷干预救助基金会秘书长,我相信儿童糖尿病患者和家人读过这本书会受益良多,通过对儿童糖尿病知识的学习,了解如何控制血糖并培养健康的生活方式,糖尿病可以得到很好控制。在掌握了正确的控糖知识和健康生活方式后,孩子们更能享受到生活中的甜蜜与美好!

中国健康管理协会会长

中国出生缺陷干预救助基金会秘书长

解放军总医院原副院长、主任医师、教授

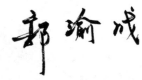

2019 年 5 月

序 二

流行病学调查显示,全世界儿童糖尿病的发病率呈急剧上升趋势。我国儿童1型糖尿病的发病率从1990～1999年的0.51/10万人年,增长至2010～2013年的1.01/10万人年,其中0～14岁的群体发病率高达1.93/10万人年。虽然目前中国总体儿童糖尿病发病率较低,但我国人口基数庞大,因此糖尿病患儿总数并不少。更为严峻的现实是这些糖尿病小患者及其家人血糖管理能力不足,导致糖尿病急慢性并发症发生率居高不下,不仅严重影响患儿的健康发育,也给孩子及家庭带来极大的困扰。那些天真无邪的笑容需要医生和护士的细心呵护,那些脆弱无助的眼神期盼家人和社会的温馨关注!

然而,现有糖尿病防治科普教育的书籍大多关注于成人的2型糖尿病,涉及儿童1型糖尿病的内容非常少,同时这些书籍往往存在专业性强而实用性弱等方面的不足。鉴于此,浙江大学医学院附属儿童医院傅君芬教授和海军军医大学附属上海长征医院殷浩教授牵头组织了多位儿童糖尿病专业领域的专家以及有切身经验体会的1型糖尿病患者、家人共同编写了本书,将儿童糖尿病发病机制、常用控糖知识以及日常生活中常见问题的家庭处理等,以通俗易懂的问答形式呈现给1型糖尿病患儿及其家人,同时将数位"资深糖友"的个人控糖心得悉数传授给大家。

我们希望此书的出版能为儿童糖尿病患儿及其家人带来更多的希望,帮助他们摆脱初诊后的惊恐与无助,解除治疗中的困难和疑惑,让他们更好地融入社会,改善生活质量!

向罹患顽疾仍充满甜蜜梦想的孩子致意! 向遭遇逆境而始终坚信未来的父母致敬!

华中科技大学二级教授
同济医学院儿科学系主任、博士生导师

中华医学会儿科学分会副主委、内分泌遗传代谢学组名誉组长

中国出生缺陷干预救助基金会-糖尿病干预救助专项基金专家委员会主任

罗小平

2019 年 5 月

序　三

　　我国目前是世界上糖尿病患者最多的国家,糖尿病患者人数约占全国人口总数的1/10。以1型糖尿病为主的儿童糖尿病也渐趋增多,其主要影响因素是遗传因素、自身免疫系统缺陷、病毒感染等。成人糖尿病受到广泛重视,相应干预防治措施渐趋完备,而儿童糖尿病受到的关注相对不足,许多患儿的病情较成人糖尿病严重,容易导致肾功能衰竭、失明和截肢等糖尿病并发症甚至危及生命。因此,儿童糖尿病成为严重威胁儿童健康的慢性疾病之一,给患儿和家庭带来沉重心理和经济负担,需引起社会各界足够重视。

　　2018年12月,中国出生缺陷干预救助基金会与上海市慈善基金会携手,联合海军军医大学附属第一医院(上海长征医院)、复旦大学附属儿科医院、上海交通大学附属儿童医院、浙江大学医学院附属儿童医院、著名表演艺术家牛犇老师和爱心企业及人士,发起设立了"儿童糖尿病干预救助专项基金",致力于推动儿童糖尿病干预救助和相关健康科普知识传播。这本由该专项基金重点发起编写的《儿童糖尿病300问》,是国内少有的有关儿童糖尿病防治和健康教育的科普图书之一,也是我们呼吁社会各界共同关心、关爱和救助糖尿病儿童及出生缺陷患儿的一个集中体现。

　　《儿童糖尿病300问》共分四部分、300个问题,从儿童糖尿病的基础知识、胰岛素治疗、血糖监测、饮食、运动到患者家庭心理疏导等,将儿童糖尿病患者和家长可能遇到的问题,以简明易懂的问答方式展现给读者。这本儿童糖尿病防治科普读物,由数十位国内顶尖医学专家和资深糖尿病患者共同编写而成,资深糖友在书中以过来人的真实经验分享给读者,他们的参与使本书更贴近患者当下生活,增强了实用性和可操作性。2019年8月印刷发行后,赢得众多儿童糖尿病患者家长热捧和社会各界好评。为满足更多用书需求,现再次印刷发行。在此,我向参与此书编写并付出辛勤努力的各位专家学者,支持这次印刷发行的相关单位和同志们,一并表示衷心感谢!

　　出生人口素质关系着国家长远发展,少年儿童是祖国的未来和希望。

"减少出生缺陷人口比率,促进出生缺陷患者康复,提高救助对象生活质量",是中国出生缺陷干预救助基金会成立以来始终坚守的初衷;支持《儿童糖尿病300问》的出版发行,是我们积极动员社会各界合力防控出生缺陷、共同保障健康出生、一起关爱糖尿病儿童和出生缺陷患儿、推动健康中国建设的一项具体践行。随着这本书再次印刷发行,我相信会让更多糖尿病儿童和家长受益。通过对儿童糖尿病知识的学习、了解进而控制血糖和培养健康生活方式,越来越多的糖尿病儿童可以控制好血糖、充分享受美好生活。同时,希望更多读者参与儿童糖尿病干预救助事业,为构建相应服务保障体系、推进健康中国建设做出积极贡献!

中国出生缺陷干预救助基金会秘书长

薛敬洁

2023年2月

前　言

2010 年,我们在美国芝加哥大学医学院学习的过程中,观察到发达国家的糖尿病发病率不断上升。联想到中国的快速发展,预感国内的糖尿病发病率也会迅速上升。于是,我们将原定的学习任务部分调整为通过外科手段进行重症糖尿病的治疗,也就是胰岛移植。回国后,在筹备胰岛移植项目的过程中,的确看到国内糖尿病发病率不断升高,而最让人揪心的是儿童 1 型糖尿病发病数量的快速上升,让千万个普通家庭陷入困境。小到刚出生的婴儿也可能因患 1 型糖尿病,从此不得不每天与针头为伴,而对于大多数缺乏糖尿病基本知识的父母来说,孩子像被判了重刑。无助、绝望、痛苦……是"糖宝"家庭普遍的现象。病痛不仅给孩子生理上带来折磨,更多是对整个家庭精神上的折磨。很多家庭由于缺乏对疾病的基本认知,盲目听信各种未经临床验证的治疗方法,不但耗费大量金钱,更加重了病情。

作为医生,内心当然不愿意看到这么多无辜的小患者,但是面对不幸患病的孩子,除了在医疗上给予帮助,也同样有责任通过基本的医学知识的科普,消除家长的焦虑,帮助大家更好地认识和了解儿童糖尿病。"糖宝"也只有建立起对儿童糖尿病本身的认知,懂得正确的治疗和控制血糖的方法,以及建立适合自己的生活方式,才有可能战胜病痛,享受幸福的人生!

"糖宝"可以和一般孩子一样正常生活、学习、成长,将来成为国家和社会的有用之才。我们编写《儿童糖尿病 300 问》的初衷便是通过通俗易懂的语言,将有关 1 型糖尿病孩子在治疗、检测和生活等不同层面可能遇到的 300 个问题集结成册,希望以此能帮助"糖宝"家庭在了解 1 型糖尿病的同时,建立正确的医疗观,树立信心,积极面对未来的生活!

本书在编写过程中,得到中国出生缺陷干预救助基金会、上海市慈善基金会、上海市科普作家协会、全国众多医学专家和学者、牛犇老师等著名艺术家、爱心企业及个人的倾力帮助,也收到众多"糖友"的真实感悟和建议。作为糖尿病干预救助专项基金负责人,我们在此深表感谢!

　　我们深知,儿童糖尿病的研究和科普需要继续付出巨大的努力,我们能做的、需要做的事情还很多,本书第一版也很难做到尽善尽美。但是,我们将以此为起点,希望能在与儿童糖尿病的战斗中成为身先士卒的领头人,为广大"糖宝"及其家庭带来希望。也真诚希望阅读本书的各位读者,能帮助我们一起普及儿童糖尿病知识并提出宝贵的意见和建议。

中国出生缺陷干预救助基金会-糖尿病干预救助专项基金专家委员会主任

浙江大学医学院附属儿童医院常务副院长、主任医师、教授

中华医学会儿科学分会内分泌遗传代谢学组组长

第10届亚太儿科内分泌协会秘书长

傅君芬

中国出生缺陷干预救助基金会-糖尿病干预救助专项基金副主任

上海市慈善基金会-儿童糖尿病专项基金主任

上海长征医院全军器官移植中心胰岛移植项目负责人

黄浦区卫生健康委员会副主任

殷浩

2019年5月

目　　录

三、血糖监测和定期检查

四、日常生活

1

一、

>>>

认识儿童糖尿病

（一）基 本 知 识

1. 什么是糖尿病

糖尿病是一种以高血糖为特征的代谢性疾病。高血糖则是由于胰岛素分泌缺陷或其生物作用受损，或两者兼有引起。长期存在的高血糖，导致各种组织，特别是眼、肾脏、心脏、血管、神经等的慢性损害、功能障碍。

2. 糖尿病有哪些分类

糖尿病大致可以分为 1 型糖尿病（T1DM）、2 型糖尿病（T2DM）、妊娠期糖尿病（GDM）和特殊类型糖尿病。

3. 各类糖尿病占比和主要临床表现是什么

（1）1 型糖尿病（T1DM）：常发病于儿童或青少年时期，1 型糖尿病占所有糖尿病的 5%～10%，是儿童糖尿病的主要类型。自身免疫系统异常攻击胰岛 β 细胞使其受损，导致胰岛素绝对缺乏。1 型糖尿病患者需要依赖外源胰岛素注射。一般起病急，并容易发生糖尿病酮症酸中毒等急性并发症。主要临床表现有：高血糖、口渴多饮、多尿、多食、体重急剧下降。血液检查：胰岛素和 C 肽数值低。

（2）2 型糖尿病（T2DM）：最常见的糖尿病类型，2 型糖尿病占比为 90%～95%。这类患者自身的胰腺能产生一些胰岛素，但是随着胰岛素抵抗增强，使得胰岛素作用降低，以致不能发挥正常作用（降低等量的血糖，现在需要用到更多的胰岛素）并造成胰岛素的相对缺乏。2 型糖尿病患者初期可以通过运动和饮食进行控制，如果运动和饮食的改变无法很好地控制血糖，患者则需用降糖药和胰岛素来进行控糖。

（3）妊娠期糖尿病（GDM）：怀孕后出现的糖尿病，全球范围内患妊娠期糖尿病的孕妇有2%～10%，国内相关数据为1%～5%。大多数患者产后可以恢复正常，但患者将来患2型糖尿病的概率比其他人要大。妊娠期糖尿病对孕妇及胎儿的健康都会造成影响，应当通过改善生活方式或用胰岛素治疗来控制血糖，尽可能地减少高血糖对孕妇及胎儿造成的不良影响。通常妊娠期糖尿病没有特别明显的症状。病因可能与怀孕期间激素的变化有关，另外基因以及增加的额外体重可能也有一定关系。医生会在孕妇怀孕24～28周进行有关糖尿病的筛查。检查项目包括葡萄糖筛查试验、口服葡萄糖耐量试验。

（4）特殊类型糖尿病：除了常见的1型、2型和妊娠期糖尿病，还有一些特殊类型糖尿病，患者数量相对较少，占所有糖尿病患者总数的1%左右。特殊类型糖尿病主要分为继发性糖尿病和因感染或是不常见的免疫所导致的糖尿病两大类，包含8个亚型，每个亚型又包括多种疾病，典型的包括单基因糖尿病、线粒体基因突变糖尿病等。

4. 1型糖尿病和2型糖尿病主要差别是什么

二者主要差别见表1-1。

表1-1　两型糖尿病的主要差别

	1型糖尿病	2型糖尿病
起病	起病急，儿童、青少年为主	起病隐匿，成年人为主
胰岛素	生成胰岛素的 β 细胞受损，自身几乎不生成胰岛素。因此，1型糖尿病也称为胰岛素依赖型糖尿病	自身产生胰岛素，但是身体存在胰岛素抵抗
C肽	低或缺乏	正常或升高

5. 什么是儿童糖尿病

儿童糖尿病是发生在儿童时期的糖尿病，大部分儿童糖尿病为1型糖尿病。1型糖尿病是由于胰岛 β 细胞破坏而导致胰岛素绝对缺乏而形成的，多急性起病,患者易出现糖尿病酮症酸中毒(DKA)。1型糖尿病一旦确诊,需要尽早使用胰岛素治疗,并且终身使用。目前,儿童糖尿病患者中也有少量因肥胖引起的儿童2型糖尿病患者。本书的内容重点针对儿童1型糖尿病相关内容。

6. 什么是单基因糖尿病

单基因糖尿病是单基因疾病的一种,单基因疾病是指由于一个基因发生突变导致的疾病。尽管此类疾病相对罕见,全球范围内约有上百万人患有单基因疾病。单基因疾病可以分为显性基因突变导致的单基因疾病、隐性基因突变导致的单基因疾病以及X染色体相关的单基因疾病。常见单基因疾病还有镰刀型细胞病、囊胞性纤维症、多囊肾病等。

单基因糖尿病是由单个基因发生的突变而引起的罕见特殊类型糖尿病。大多数单基因糖尿病的基因突变是由父母中的一方或者双方遗传而来,也有部分患者的基因突变与父母遗传无关。基因的突变减弱了身体产生胰岛素的能力,从而使患者无法正常利用葡萄糖给身体提供能量。同时,葡萄糖滞留在血管中导致血糖升高。单基因糖尿病分为新生儿糖尿病(NDM)和成年起病型青少年糖尿病(MODY)。新生儿糖尿病发生在刚出生的小婴儿身上。

成年起病型青少年糖尿病相比新生儿糖尿病更常见,常发生在青少年或者刚成年的时期。这类单基因糖尿病可能会与1型糖尿病或2型糖尿病相混淆。在过去,成年起病型青少年糖尿病患者通常体重在正常范围内。然而随着体重过重或超重人群的增多,这类患者体重过重的可能也增大了。此外,成年起病型青少年糖尿病的患者通常有糖尿病家族史,也就是说这类糖尿病会出现在祖父母辈、父母以及孩子身上。

而我们常说的1型糖尿病和2型糖尿病都是多基因糖尿病,意味着它们与体内多个基因相关联。

7. 什么是新生儿糖尿病

新生儿糖尿病是一种罕见的糖尿病,通常发生在刚出生的新生儿到6个月大的婴儿身上。我们常说的1型糖尿病和2型糖尿病都是多基因糖尿病,意味着它们与体内多个基因相关联。然而,新生儿糖尿病又被称为单基因糖尿病,是由单个基因发生的变异或者特殊改变而引起的罕见特殊类型糖尿病。因为基因的变化减弱了身体生成胰岛素的能力,新生儿自身不能产生足够的胰岛素,从而导致血糖升高。新生儿糖尿病常被误诊为1型糖尿病,但是1型糖尿病通常不见于小于6个月龄的婴儿身上。

新生儿糖尿病可以细分为新生儿暂时性糖尿病(TNDM)和新生儿永久性糖尿病(PNDM)。临床表现取决于患者的特定基因突变,多表现为多尿、消瘦、发育迟缓、呼吸急促、脱水。多数患有新生儿糖尿病的婴儿体型较小且很难增重。对于那些较早诊断为新生儿暂时性糖尿病的孩子,通过适当的治疗他们的病情会缓解、生长发育也会慢慢恢复到正常水平。新生儿永久性糖尿病(PNDM)的症状则相对严重而且是终身性的疾病。

8. 儿童糖尿病会影响寿命吗

糖尿病可能会缩短患者寿命。根据《美国医学会杂志》上发布的一项研究显示,对于20岁以上的1型糖尿病患者,相较未患有1型糖尿病的人群而言,男性患者的预期寿命缩短11.1年,女性患者则缩短12.9年。但是随着医学的发展,1型糖尿病患者的存活率有所提高,他们的预期寿命也大大提高。在美国,一位名为鲍勃·克劳斯的1型糖尿病患者与胰岛素同岁,他见证了糖尿病治疗的发展,直到2012年91岁时离世。克劳斯的案例也证明,1型"糖友"做好健康血糖管理也可以和其他正常人一样长寿。

9. 儿童糖尿病都是1型糖尿病吗

不是。儿童糖尿病绝大多数是1型糖尿病,但儿童也可能患2型糖尿病或其他原因引起的糖尿病。随着肥胖儿童数量的增加,患2型糖尿病的儿童数量也在增加。此外,家族遗传、妊娠期糖尿病、生活习惯和不健康的饮食习惯也与2型糖尿病相关。

10. 欧美国家儿童糖尿病的发病情况如何

在美国约有300万1型糖尿病患者。据统计,美国2011年新诊断1型糖尿病患儿人数为17 900人,2型糖尿病患儿人数约为5 300人。全球范围内,芬兰的 1 型糖尿病发病率最高,其次是意大利的萨丁尼亚岛,第三是瑞典。根据研究,1 型糖尿病的发病率高低与人种具有相关性。

11. 诊断儿童糖尿病的指标有哪些

目前通过如下的几项指标(表 1-2)进行诊断。

表 1-2　儿童糖尿病诊断指标

诊断项目	静脉血浆葡萄糖水平	
	糖尿病诊断标准	正常水平
糖化血红蛋白	$\geqslant 6.5\%$	$<5.7\%$
空腹血糖	$\geqslant 7.0$ mmol/L(126 mg/dL)	<6.1 mmol/L(100 mg/dL)
随机血糖	$\geqslant 11.1$ mmol/L(200 mg/dL)	
OGTT 2 小时血糖	$\geqslant 11.1$ mmol/L(200 mg/dL)	<7.8 mmol/L(140 mg/dL)

(1)糖化血红蛋白:是人体血液中红细胞内的血红蛋白与血糖结合的产物,反映过去 2~3 个月血糖平均水平(详见本书 101~102 页)。

(2)空腹血糖:至少 8 小时内无任何热量摄入。

(3)随机血糖:一日内任何时间,无论上一次进餐时间及食物摄入量。

(4)OGTT 2 小时血糖:无水葡萄糖粉 75 克溶于水口服 2 小时后测定血糖。(OGTT:口服葡萄糖耐量试验)

12. 儿童 1 型糖尿病症状有哪些

1 型糖尿病通常起病迅速,"三多一少"症状明显,即:口渴多饮、多尿、多食、体重急剧下降。中度至重度的临床症状,包括体重下降、多尿、烦渴、多饮多食、体形消瘦、酮尿或酮症酸中毒等。

13. 儿童 1 型糖尿病早期症状有哪些

频繁口渴和多尿是儿童糖尿病早期的症状。儿童一般不太会主动告诉家长自己多尿,如家长察觉到儿童出现多尿、本不尿床的孩子多次尿床并且夜间频繁喝水等现象时,应考虑带孩子上医院进行糖尿病检查。如突然出现体重不增反降,也要注意 1 型糖尿病的发生。此外,疲惫无力、视力模糊、呼吸有烂苹果味、情绪波动大等,也是儿童糖尿病常见症状。

14. 糖尿病有哪些容易被误诊的症状

腹痛腹泻,容易被误诊为急性胃肠炎、急性阑尾炎等;发热、呼吸困难,容易被误诊为呼吸道感染、支气管炎等;嗜睡犯困,容易被误诊为中枢神经系统感染等。

15. 糖尿病是否会传染

不会。尽管糖尿病的起因还不清楚,但有一点很清楚的是糖尿病是不会传染的。换言之,糖尿病患者的亲朋好友并不会因为与患者的接触而感染糖尿病。患者可以在与同学或者同事相处之初就将糖尿病不会传染他人这一点告知对方,这样可以减少日后学习、工作过程中不必要的麻烦,有助于大家沟通相处。

（二）病因和预防

16. 为什么儿童会得糖尿病

儿童糖尿病可能由多种因素导致的，但具体病因还不清楚。主要影响因素有：自身免疫系统缺陷、遗传因素、病毒感染及其他外在因素。

（1）自身免疫系统缺陷：在 1 型糖尿病患者的血液中可查出多种自身免疫抗体，如谷氨酸脱羧酶抗体（GAD 抗体）、胰岛细胞抗体（ICA 抗体）等。这些异常的自身抗体可以损伤人体胰岛分泌胰岛素的 β 细胞，使之不能正常分泌胰岛素。

（2）遗传因素：目前研究提示，遗传易感是 1 型糖尿病的发病基础，迄今为止，已知有近 50 个位点影响疾病的易感性。6 号染色体 HLA 区域（即 IDDM 基因座）可能提供一半可导致 1 型糖尿病风险的基因易感性。大多数与 1 型糖尿病风险相关的基因座都涉及免疫反应，遗传的影响涉及共同导致异常免疫反应的机制。遗传易感性也可能影响对环境刺激的反应或生理途径（如维生素 D 和干扰素诱导的解旋酶）。1 型糖尿病和遗传有一定关系，父母患有该疾病，则孩子患有该疾病的概率会比一般人高。

（3）病毒感染是可能诱因：许多科学家怀疑病毒也能引起 1 型糖尿病。这是因为 1 型糖尿病患者发病之前的一段时间内常常有病毒感染史，如腮腺炎病毒感染、柯萨奇病毒感染等，而且 1 型糖尿病的发生往往出现在病毒感染流行之后。

17. 肥胖会引起儿童糖尿病吗

肥胖并不会引起儿童 1 型糖尿病。虽然儿童糖尿病的具体病因还不清楚，但其主要影响因素有自身免疫系统缺陷、遗传因素、病毒感染及其他外在因素。

肥胖更多的与 2 型糖尿病相关。肥胖会增加患 2 型糖尿病的风险,但其他因素例如糖尿病家族史、年龄、长期缺乏运动等都与 2 型糖尿病有关。

18. 儿童得糖尿病是因为爱吃糖吗

不是。大多数儿童时期诊断出的糖尿病为 1 型糖尿病,吃糖本身并不会增加儿童得 1 型糖尿病的风险。

对于 2 型糖尿病而言,高能量饮食(包含高糖饮食提供大量能量)会导致体重增加,增重进而会增加患 2 型糖尿病的风险。值得注意的是,爱吃糖并不会直接导致 2 型糖尿病,2 型糖尿病的发病与基因以及生活方式相关。

19. 儿童糖尿病是因为可乐喝多了吗

不是。尽管目前儿童糖尿病的致病原因还不清楚,但与其相关的主要影响因素有:自身免疫系统缺陷、遗传因素、病毒感染及其他外在因素。

目前有研究表明,加糖饮料的摄入与 2 型糖尿病相关。加糖饮料的摄入会使得血糖升高,同时这类饮料通常含有较高能量。1 罐碳酸饮料大约可产热 150 千卡(627.6 千焦耳)。美国糖尿病协会建议人们尽量避免饮用加糖饮料(如碳酸饮料、果汁、能量饮料、运动饮料、甜茶、加糖的饮品),以预防 2 型糖尿病的发生。

20. 儿童糖尿病是否遗传

除了较为罕见的单基因糖尿病,糖尿病不是简单的孟德尔模式遗传。现代医学对糖尿病还没有研究得十分透彻,但是糖尿病有遗传倾向是各国医学专家已经达成共识的。我们知道 1 型和 2 型糖尿病有不同的病因,但基因在这两种类型中都起着重要作用。

21. 父母有糖尿病孩子一定会得吗

这个答案是否定的。虽然说糖尿病具有遗传倾向性,但目前研究提示糖尿病是由遗传因素和环境因素共同参与导致的复杂疾病。

根据美国糖尿病协会官网数据,一般来说,如果父亲是 1 型糖尿病患者,孩子得糖尿病的概率是 1/17。如果是母亲是 1 型糖尿病患者,25 岁前生孩子,孩子的患病风险是 1/25;25 岁后生孩子,其孩子的患病风险是 1/100。如果父母是 11 岁前患病的,孩子的患病风险增加一倍。如果父母双方都是 1 型糖尿病患者,孩子的患病概率为 1/10~1/4。有一种特殊情况,患者患有自身免疫性多内分泌腺综合征 II 型,除了 1 型糖尿病,这些人还患有甲状腺疾病和肾上腺功能不佳,有些人还患其他免疫系统疾病。如果你有这种综合征,你的孩子患这种综合征(以及 1 型糖尿病)的风险是 1/2。

糖尿病家族史也是我国发生 2 型糖尿病最重要的风险因素之一。大多数糖尿病涉及多种基因,而这些不同基因的变异都可能会使人患上 2 型糖尿病的概率上升。如果同卵双胞胎的其中一人有糖尿病,另一人患上糖尿病的机会高于 90%,然而非同卵的兄弟姐妹的概率只有 25%~50%。尽管很多研究曾试图阐明遗传因素在 2 型糖尿病发病过程中的作用,但目前已证实的所有易感基因位点所能解释的 2 型糖尿病总体遗传度不足 10%。

而线粒体糖尿病,则表现出典型的母系遗传特点,以前认为只有女性患者可将致病基因传递给后代,但近期也有学者指出男性患者的线粒体糖尿病也可能遗传给子代,而后代无论男女均可发病。

22. 什么是表观遗传学? 和糖尿病有什么关系吗

表观遗传学是研究基因在核苷酸序列不发生改变的情况下,基因发生了可遗传的表达变化的一门新兴学科。表观遗传因素的作用日益被认为是环境暴露和疾病风险之间的潜在重要联系。

新出现的证据表明,糖尿病表观遗传改变的作用是遗传易感性和环境因素之间交叉的关键。基因和环境之间复杂的相互作用可能部分是通过表观遗传变化来调节的,同时营养和其他环境刺激的信息也可以通过表观遗传学变化传递给下一代。研究最多的是 DNA 甲基化和组蛋白修饰,与 2 型糖尿病和血糖特征(包括葡萄糖、胰岛素和胰岛素抵抗)有关。大多数研究报道的都是候选基因的 DNA 甲基化差异与糖尿病、血糖指数有关,但在多个表观基因组关联研究中未发现差异甲基化的 CpGs 位点之间存在重叠。

糖尿病表观遗传学可能具有产生新知识的潜力,这些新知识可用于预测

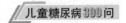

高危患者和疾病预防,但仍然存在较大挑战。

23. 是否可以通过基因检测来预防儿童糖尿病

人类已然进入生物科技时代,基因检测技术不断取得突破并被广泛应用于实践,对疾病的预防、治疗有一定的指导意义。儿童糖尿病是一种复杂的疾病,它的发生、发展的风险受到多个基因以及环境因素的影响。目前科研工作者发现了大量的糖尿病易感基因,也建立了一系列的1型糖尿病患者疾病进展的遗传风险评分模型,对糖尿病的预防、治疗有一定帮助。但是目前的基因检测结果和预测模型还不足以完全解释疾病发生的原因。

随着科研工作的深入和数据的积累,人们将会更深刻地认识其发病机制,更准确地预测疾病发生概率。而针对新生儿糖尿病则不同,目前认为,确认引起新生儿糖尿病的致病基因对于治疗方式选择、预测病程以及家庭成员的健康非常重要。但是新生儿基因筛查目前还存在争议,除了技术本身,还存在着法律法规、医学伦理等一系列问题。

因此,除了特殊类型的儿童糖尿病,更多情况下要咨询儿童内分泌专科医师,并根据家族史和具体的疾病类型来决定是否通过基因检测来预测、预防儿童糖尿病。

24. 儿童糖尿病是否可以预防

目前对于1型糖尿病的早期诊断和预测手段已基本确定,但预防仍是一项挑战。眼下的医疗技术还无法做到在1型糖尿病症状显现前进行预防。现在要做的是尽可能在疾病最早的可检测阶段诊断出1型糖尿病,并对其进行干预,以控制疾病症状的发展。

25. 儿童糖尿病有哪些预防措施

儿童糖尿病和其他疾病一样有三级预防措施。一级预防又称为病因预防,是针对可能危险因素的预防措施。二级预防又称为临床前期预防,即早发现、早诊断、早治疗的"三早"预防措施。三级预防又称临床预防,是对于患者的临床治疗、防止疾病恶化的预防措施。

（1）一级预防：对高危人群，即有 1 型糖尿病家族史或携带 HLA 易感基因且胰岛自身抗体阴性者，进行饮食干预、减少接触环境诱因，如过早摄入牛奶、谷物等，同时，注意补充 n - 3 脂肪酸或维生素 D。代谢性调整，如减肥、坚持体育锻炼等。

（2）二级预防：对胰岛自身抗体阳性的人群，进行一系列措施阻止或延缓 1 型糖尿病的发生。二级预防多采用抗原特异性疗法，胰岛素为研究最多的胰岛自身抗原。采用针对特异性抗体的疫苗，如胰岛素、胰岛素原或者胰岛素类似物等，以及谷氨酸脱羧酶 - 65 抗体（GAD65）或者热激蛋白 - 60（HSP60），目的在于诱导免疫耐受；不针对特异性抗原的系统性免疫疗法，如卡介苗（BCG）疫苗、免疫抑制剂以及细胞疗法等。

（3）三级预防：对于 1 型糖尿病患者，就药物治疗、饮食管理、运动管理、自我血糖监测以及患者和家庭教育这五个方面进行积极治疗。

（三）主 要 危 害

26. 高血糖有哪些症状及危害

（1）一般症状：有"三多一少"，即口渴多饮、多尿、多食、体重下降。

（2）严重急性高血糖：会导致糖尿病酮症酸中毒（DKA），这是一种危及生命的情况，需要迅速就医。糖尿病酮症酸中毒在1型糖尿病中发生频率较高，同时它也可能发生于得了急性疾病的2型糖尿病患者（部分患者得病时因感到不适，可能会中断胰岛素注射）或者是胰岛素缺乏的2型糖尿病患者。糖尿病酮症酸中毒的症状包括"三多一少"、恶心和/呕吐、胃痛、呼出气味呈烂苹果味、库斯莫尔呼吸、脱水和精神状态变化。

（3）长期高血糖：会导致微血管和大血管并发症，从而大大提高相关疾病的发病率和死亡率，并降低生活质量。与长期高血糖相关的糖尿病慢性并发症，包括心血管病变、肾脏病变、眼底病变以及神经系统病变。

1）心血管病变：是糖尿病患者过早死亡的最常见原因。糖尿病患者约65%的死亡是由心脏病或中风造成的，糖尿病患者的心脏病相关死亡率比没有糖尿病的成年人高出2～4倍。

2）肾脏病变：发生在20%～40%的糖尿病患者身上，是引起慢性肾病的首要原因。患有肾功能衰竭的患者必须通过透析或器官移植进行治疗。

3）视网膜病变：是成人失明新发病例的最常见原因。视网膜病变的流行与糖尿病的持续时间密切相关。尽管其中的机制还没有被完全了解，但眼睛的损害似乎与高血糖对血管的损害直接相关。

4）神经系统病变：发生在接近50%的糖尿病患者身上。神经病变导致手或足部感觉神经障碍、食物胃内消化减慢、伤口愈合受损、运动功能障碍甚至是骨折。

27. 引起血糖升高的原因有哪些？如何应对

（1）暴饮暴食：大量进食及高碳水化合物饮食。应当适量进食，不要吃得过多过饱。

（2）降糖药物（胰岛素）不足量：根据医嘱增加或调整药物用量。

（3）给药时间不恰当、未及时给药：合理安排进食和给药时间，以保持血糖稳定。

（4）不重视自我血糖控制：如自暴自弃、抵触用药。需要糖尿病教育工作者跟进，提升患者对控制血糖的重视并遵循医嘱。

（5）突然暂停胰岛素注射：生病不适时，患者不当自行暂停胰岛素的注射，胰岛素的突然暂停会引起血糖升高。

（6）胰岛素吸收不良：患者可以适当更换注射部位。

（7）情绪波动压力大：不良的情绪会影响体内激素的分泌，肾上腺素、去甲肾上腺素、肾上腺皮质激素、生长激素、胰高血糖素等分泌增加，都会导致血糖升高。

（8）特定疾病：如胰腺外分泌疾病（胰腺分泌消化液及胰岛素的分泌都会因胰腺功能受损后受到影响）、肝源性疾病（部分葡萄糖以肝糖原的形式存储在肝脏，肝脏功能受损后糖存储受影响）及其他内分泌疾病。

（9）非糖尿病药物：部分药物之间的相互作用或副作用可能会导致血糖升高。患者在就诊时应当主动告知医生自己患有糖尿病以及目前在用的糖尿病控糖药物，以便医生处方能避开对血糖影响较大的药物。

28. 什么是低血糖

糖尿病儿童血糖低于 3.9 mmol/L 时，诊断为低血糖。依据血糖值及临床表现分为三类。①血糖<3.9 mmol/L 但无低血糖症状，称为无症状性低血糖；②血糖<3.9 mmol/L 且伴随低血糖症状，称为症状性低血糖；③严重低血糖伴有意识障碍，需要旁人帮助，称为严重低血糖。家长往往注意高血糖并发症而容易忽略低血糖，但低血糖尤其是低血糖昏迷是糖尿病患儿容易发生但常常被误诊的急性并发症。

29. 低血糖会有哪些危害

糖尿病患者低血糖,可能会出现心慌、出汗、饥饿、无力、手抖、视力模糊、面色苍白、头痛、头晕、定向力下降、吐词不清、精神失常、意识障碍直至昏迷。在多次低血糖症发作后会出现无症状性低血糖症,患者无心慌出汗、视力模糊、饥饿、无力等先兆,直接进入昏迷状态。持续时间长(一般认为＞6 小时)且症状严重的低血糖,可导致中枢神经系统损害甚至不可逆转。

30. 小婴儿低血糖的症状有哪些

小婴儿如哭闹不安、多汗、睡眠差、拒奶或昏昏欲睡等情况,都要注意是否有低血糖的发生。

31. 日常有哪些容易引起低血糖的情况

(1) 最常见的低血糖症与药物治疗不当有关,胰岛素治疗中低血糖症常见,如胰岛素剂量过大或病情好转却未及时减少胰岛素剂量。

(2) 注射胰岛素的部位对胰岛素的吸收不好,胰岛素吸收时多时少,产生低血糖。

(3) 注射胰岛素后没有按时进餐,或因食欲不好未能吃够正常的饮食量。

(4) 一时性体力活动量过大,没有事先减少胰岛素剂量或增加食量。

(5) "脆性糖尿病"(不稳定型糖尿病)患者、病情不稳定者,易出现低血糖。

32. 如何预防低血糖

(1) 患儿家人要尽量掌握糖尿病的基本知识,提高对低血糖的认识,熟悉低血糖的症状以及低血糖的紧急处理方法。

低血糖急救卡

我是糖尿病患者,如果发现我神志不清或行为异常,可能是低血糖反应。若我能吞咽,请给我一杯果汁、糖水或含糖饮料。谢谢!

若情况紧急,请您帮助拨打以下电话通知紧急联系人,非常感谢!

宅电:×××××××　手机:×××××××××××

姓名:×××　紧急联系人姓名:×××

紧急联系人电话:×××××　家庭住址:×××××××

图1-1　低血糖急救卡

(2)患者养成随身携带"低血糖急救卡"(图1-1)和高糖食品,如葡萄糖片、饮料、糖果等。

(3)按时正确用药:有活动量较大时,要提前根据血糖水平调整用药,预防低血糖的发生。

(4)15/15原则:低血糖时做到"加15等15",即先给含15克碳水化合物的食物,等15分钟,如果血糖还是低,重复以上步骤;如果血糖恢复正常水平,不用再给含碳水化合物的食物了。上述"含15克碳水化合物的食物"可以是3~4片葡萄糖片、120毫升果汁/软饮料(不含酒精的饮料)、2个大拇指尖分量的葡萄干、240毫升牛奶。

33. 儿童糖尿病有哪些急性并发症

(1)低血糖。

(2)糖尿病酮症酸中毒:指糖尿病患儿在各种诱因的作用下,胰岛素分泌明显不足,升血糖激素不适当升高,造成的高血糖、高血酮、酮尿、脱水、电解质紊乱、代谢性酸中毒等病理改变的症候群。

(3)高渗性非酮症性糖尿病昏迷:糖尿病急性代谢紊乱的一种临床类型,起病隐匿,预后不良,死亡率为酮症酸中毒的10倍,以严重高血糖、高血浆渗透压、低血容量高渗性脱水为特点,患儿常有不同程度的神经系统异常(25%~50%的患者出现昏迷)。发病与患儿原有胰岛素分泌不足在诱因作用下血糖急骤上升,促进糖代谢紊乱加重有关。

(4)乳酸性酸中毒:各种不同原因引起的血乳酸含量持续升高达5 mmol/L以上,而pH<7.35所致的临床综合征,重症在临床中少见,但预后差,死亡率高。

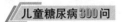

34. 如何预防急性并发症

（1）养成良好的生活习惯：生活规律、合理运动、适量进食。

（2）严格遵守胰岛素及降糖药物的治疗方案，监测血糖。

（3）制定合理的血糖控制目标，随身携带糖尿病记录卡和少量提升血糖的食物如糖、巧克力等。

（4）关注儿童体重、尿量、胃纳变化。遇到应激状态如感染、创伤、手术、紧张、精神刺激等状况，及时就医。

（5）提高家长和儿童对糖尿病急性并发症的认识，及时就诊。

35. 什么是糖尿病酮症酸中毒

糖尿病酮症酸中毒（DKA）是以高血糖、高血酮、酮尿、脱水、电解质紊乱、代谢性酸中毒为特征的一组症候群。DKA 是糖尿病患儿血循环中胰岛素缺乏/胰岛素抵抗，反调节激素增加，导致代谢紊乱进展、病情不断加重的结果，是儿童糖尿病最常见的死因之一。

该病发病率与严重程度各国报道不一，15%～70% 的新发 1 型糖尿病患儿 DKA 的发生率与患儿所在地域、社会经济状况及发病年龄相关。年龄越小，DKA 越多。国内不同地区流行病学调查结果显示，北京地区约为 20%，浙江为 43%。不仅 1 型糖尿病，2 型糖尿病患儿同样可发生 DKA。国外报道儿童 2 型糖尿病患者门诊时 DKA 的发生率可高达 25%，而北京儿童医院的调查显示，首次确诊糖尿病时 DKA 的发生率为 7.4%。

不论何种诱因使糖尿病加重时，由于严重的胰岛素缺乏，与胰岛素作用相反的激素如胰高血糖素、儿茶酚胺、生长激素、肾上腺皮质激素对代谢的影响更显著。脂肪分解加速，脂肪酸在肝脏内经 β 氧化产生的酮体大量增加，三羧酸循环停滞，血糖升高，酮体聚积。当酮体生成大于组织利用和肾脏排泄时，即产生酮症。

DKA 的高危因素包括：①糖尿病控制不佳或以前反复出现 DKA；②围青春期女孩；③精神异常或患有进食紊乱症；④问题家庭的患儿；⑤遗漏胰岛素注射；⑥无钱就医；⑦胰岛素泵使用不当。

DKA 经过及时的抢救治疗，预后多属良好，1 型糖尿病酮症酸中毒要特别慎重,要积极采取治疗措施。倘若并发脑水肿、肾功能衰竭、心功能衰竭或多器官功能衰竭,其预后将根据衰竭的器官情况而定。如果酮症酸中毒未及时治疗,其预后多属不良。

36. 糖尿病酮症酸中毒有哪些症状

糖尿病酮症酸中毒(DKA)患儿大多具有多饮、多食、多尿、体重下降等糖尿病的特征表现,呼气有酮味及口唇樱红等酮症酸中毒的症状,甚至出现昏迷。但急重症,特别是暴发性1型糖尿病患儿以上表现可不典型;以DKA发病的儿童,当伴有呼吸道感染、消化道症状,或表现为腹痛、腹泻、呕吐、腹胀等急腹症症状时,常延误诊断。

DKA通常表现为:①脱水;②深大或叹气样呼吸;③恶心、呕吐、腹痛,可类似急腹症;④进行性意识障碍或丧失;⑤血白细胞增多或核左移;⑥血清淀粉酶非特异性增高;⑦合并感染时可有发热。

37. 如何应对糖尿病酮症酸中毒

糖尿病酮症酸中毒是儿童常见急危重症,一旦确诊,需要立即处理(收入儿童重症监护室治疗)。"糖宝"家长需关注儿童精神状态、尿量、胃纳情况,记录血糖监测数据,一旦发现有腹痛、呕吐、深大呼吸、尿量增多、精神萎靡等情况,要第一时间就诊。

对糖尿病酮症酸中毒的治疗包括:扩容补液、纠正酸中毒、静脉用胰岛素降血糖、保证水电解质平衡、保护靶器官、消除及治疗诱因等。一旦酮症酸中毒纠正,患儿即由静脉胰岛素治疗转为皮下注射胰岛素治疗,此时需家长与专科医师共同配合。

38. 糖尿病慢性并发症有哪些

糖尿病的慢性并发症包括微血管和大血管并发症。①糖尿病微血管并发症包括糖尿病视网膜病变、糖尿病肾病和糖尿病神经病变。微血管并发症是仅发生在糖尿病患者身上,换言之,非糖尿病患者是不会发生的。糖尿病视网膜病变和糖尿病肾病的发展与血糖控制及病程紧密相关。因此,良好的血糖管控可以有效地预防微血管并发症的发生。②糖尿病大血管并发症包括脑血管并发症、心血管并发症以及外周血管病变。③糖尿病神经病变和血管病变等会导致另一个糖尿病慢性并发症——糖尿病足。

对于儿童糖尿病，其慢性并发症主要表现为生长发育迟缓。因为胰岛素的缺乏，身体不能很好利用食物能量，从而影响到孩子的生长和发育。

39. 如何预防慢性并发症

糖尿病是一种复杂的代谢紊乱疾病，长期高血糖会导致微血管和大血管并发症大幅增加，同时提高相关疾病的发病率和死亡率，并降低生活质量。换言之，糖尿病慢性并发症会影响患者的健康及生活质量。因此，预防慢性并发症对糖尿病患者尤为重要。

美国糖尿病控制和并发症试验（DCCT）证明，将血糖水平保持在接近正常状态的参与者，大大降低了患眼睛、肾脏和神经疾病的概率。DCCT 是一个为期 10 年的关于 1 型糖尿病的研究，从 1983 年到 1993 年。研究人员选取了 1 441 名年龄在 13～39 岁、患有 1 型糖尿病 1～15 年且没有或只有糖尿病眼病或肾脏疾病早期迹象的志愿者，在美国和加拿大的 29 个医疗中心进行试验。参与者被分配到糖尿病强化治疗组或传统治疗组。

DCCT 显示，在对参与者进行平均 6.5 年的跟踪之后，相比接受常规治疗方法的人，在疾病中尽早进行强化糖尿病治疗、使血糖水平尽可能接近正常的 1 型糖尿病患者，他们的糖尿病相关健康问题较少。那些使用强化治疗控制血糖的患者糖尿病眼病风险下降 76%，糖尿病肾病风险下降 50%，糖尿病神经病变风险下降 60%。其中，使用强化治疗的参与者平均糖化血红蛋白（HbA1c）为 7%，然而使用常规治疗的参与者平均 HbA1c（HbA1c 血液检测，显示一个人在过去 2～3 个月内的平均血糖水平）为 9%。

在 DCCT 的后续研究中，还有糖尿病干预与并发症的流行病学研究（EDIC）。EDIC 研究人员试图了解糖尿病如何随着时间的推移对患者身体产生影响，以及早期和紧密的血糖控制在糖尿病后期并发症发展中的长期好处。研究人员持续跟踪了 DCCT 参与者 20 多年，发现早期强化血糖控制对糖尿病相关并发症的未来发展有长期的好处，如心脏、眼睛、肾脏和神经病变。此外，良好的血糖控制也有益于延长患者寿命。

最近，EDIC 还表明，个性化的眼科预约门诊可以减少眼科检查次数，从而降低成本,并更快地诊断和治疗晚期糖尿病眼疾。DCCT 以及 EDIC 的发现改变了治疗糖尿病的方式,早期和密集的血糖控制现在是 1 型甚至 2 型糖尿病患者的标准治疗方法之一,并帮助糖尿病患者延长寿命和更健康地生活。

简言之,控制好血糖、定期复查,有助于延缓并发症的发生发展。

2

二、 　　　　　　　　　　　>>>

儿童糖尿病治疗与饮食
运动管理

（一）治 疗 方 式

40. 什么时候开始治疗

1 型糖尿病患者由于自身胰岛 β 细胞功能受损，胰岛素分泌绝对不足，需终身用胰岛素替代治疗以维持生命和生活。因此，1 型糖尿病，又称为胰岛素依赖型糖尿病。1 型糖尿病患者需要确诊后即开始胰岛素治疗，要坚持注射胰岛素且不能间断。

41. 主要治疗方式有哪些

目前糖尿病是一种无法根治，但可以通过多种手段管理的疾病。主要围绕"药物治疗、血糖监测、饮食管理、运动管理以及患者和家庭的教育"五个方面来进行治疗和管理以确保血糖的达标，这五个方面又被称为糖尿病治疗的"五驾马车"(图 2－1)。

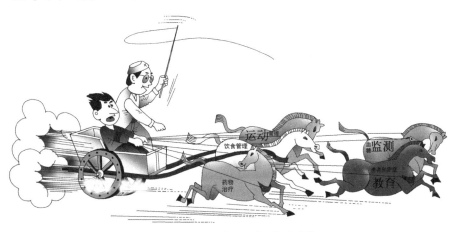

图 2－1 糖尿病防治"五驾马车"

42. 糖尿病可以治愈吗

到目前为止,尽管全世界众多医学工作者在糖尿病研究上取得了许多进展,但还没有一种方法能够逆转恢复患者的胰岛功能、治愈糖尿病。本书提到的胰岛移植技术是将供体的胰岛细胞植入患者体内,并且还需服用抗排异药,所以能够治疗的个体是非常有限的。

不要轻信一些江湖医生给出的所谓能治愈糖尿病的神药。失钱是小,伤身是大。但是"糖友"也不要气馁,学习控糖知识,做好血糖管理,按照医嘱合理按时用药,并注意饮食管理和运动治疗,糖尿病患者也可以和正常人一样享受生活。

43. 听人说中药可以降血糖,我可以尝试吗

对于1型糖尿病来说,胰岛素是根本的也是唯一的药物治疗手段,很多中草药也含有糖分,对血糖可能存在影响,需慎用。尤其不可停掉胰岛素只吃中药治疗,那会加重病情,对患儿不利。

（二）胰岛素治疗

44. 胰岛素是什么

胰岛素是由胰脏内的胰岛 β 细胞受内源性或外源性物质,如葡萄糖、乳糖、核糖、精氨酸、胰高血糖素等的刺激而分泌的一种蛋白质激素。胰岛素是机体内唯一可降低血糖的激素,同时促进糖原、脂肪、蛋白质合成。因为 1 型糖尿病的孩子体内缺乏胰岛素,所以需要通过胰岛素注射的方法来补充,以便维持机体能量转换的平衡。

45. 什么是 C 肽

C 肽又被称为连接肽,一种短链氨基酸。胰腺 β 细胞生成胰岛素的过程中,那些 β 细胞中的胰岛原分裂成一个 C 肽分子和一个胰岛素分子。由于 C 肽和胰岛素的产生速度相同,C 肽被认为是胰岛素生成的有效标志。医生可以通过测量 C 肽的值来检测患者胰岛功能。低 C 肽值意味着患者 β 细胞只生成很少量胰岛素。

46. 胰岛素的作用是什么

胰岛素是人体内调节糖代谢的重要激素,它也参与脂肪和蛋白质代谢。胰岛素可以促进糖原合成,促进葡萄糖磷酸化,促进糖酵解,抑制糖原异生,促进脂肪和蛋白质合成。其中,胰岛素对糖代谢作用最为重要,胰岛素缺乏会出现血糖升高。

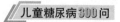
47. 胰岛素是哪里分泌的

胰岛素主要由胰岛分泌,胰岛含有四种以上具有分泌激素功能的细胞,其中 β 细胞主要分泌胰岛素。正常胰岛素的分泌分为两部分。

一是不依赖于进食的微量基础胰岛素分泌(图2-2)。分泌高峰从凌晨3时开始升高,5～6时达高峰,7时逐渐下降。分泌的低谷分别在上午10时至下午14时和晚上22时至凌晨2时。

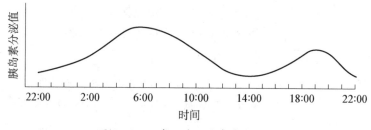

图2-2　正常人基础胰岛素分泌谱

二是由进食刺激胰岛素大量分泌的餐时胰岛素(图2-3)。进食后血糖升高,高峰出现在饭后30～60分钟,胰岛素的分泌高峰与血糖高峰一致。餐时胰岛素的分泌在餐后2～3小时逐渐减少,两餐之间有微量的基础胰岛素分泌。

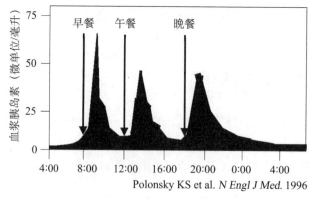

Polonsky KS et al. *N Engl J Med.* 1996

图2-3　进食后分泌的餐时胰岛素

48. 胰岛素、胰岛和胰腺之间是什么关系

胰腺有内分泌腺和外分泌腺两种腺体。胰外分泌腺主要分泌消化酶,胰内分泌腺主要分泌激素。胰内分泌腺含有几十万小内分泌腺体即胰岛。胰岛的 β 细胞主要见于胰岛中央部,β 细胞主要分泌胰岛素。胰岛素主要负责调节糖代谢。

49. 什么是糖尿病"蜜月期"

糖尿病"蜜月期"是指 1 型糖尿病,尤其是少年儿童患者,在发病早期并接受胰岛素充分治疗数周或数月内,某些患者进入典型的临床缓解期。在这段时间内,患者胰岛功能部分或完全恢复,尚能维持正常糖代谢,临床症状明显好转,患者使用很少量胰岛素治疗甚至完全停用胰岛素,其血糖水平也能维持在接近正常或正常范围内。病情可稳定达数周或几月甚至一年之久。因此,也有人称其为 1 型糖尿病缓解期。

50. 不同类型的胰岛素有哪些区别? 不同胰岛素的作用时间 是怎样的

按照胰岛素的起效快慢和作用时间长短及作用特点可以分为速效、短效、中长效、超长效胰岛素和预混胰岛素等。速效、短效、预混胰岛素可以作为餐前胰岛素。一般速效、短效胰岛素一天三次,三餐前;预混胰岛素一天两次,早晚餐前;中长效、超长效胰岛素作为睡前打或者早上打的基础胰岛素,一般一天一次。详细内容见表 2-1、表 2-2。

表 2-1　不同类型胰岛素概览

类型	种类	商品名	起效时间 (分钟)	达峰时间 (小时)	持续时间 (小时)	特点和 作用时间
速效	谷赖胰岛素	Apidra	5~15	0.5~1.5	3~5	餐前 0~15 分钟或餐后 15 分钟内注射;有效控制餐后血糖;餐后 2~5 小时及夜间低血糖发生率低
	门冬胰岛素	诺和锐	5~15	0.5~1.5	3~5	
	赖脯胰岛素	优泌乐	5~15	0.5~2	3.5~4.75	

（续表）

类型	种类	商品名	起效时间（分钟）	达峰时间（小时）	持续时间（小时）	特点和作用时间
短效	常规人胰岛素 RI	优泌林 R	30～60	2～3	5～8	餐前30～45分钟注射；短效胰岛素与自身释放的胰岛素相比，起效慢（均需至少30分钟）、效果差、持续时间长、延后的低血糖
		诺和灵 R				
		甘舒霖 R				
		重和林 R				
中长效	常规人胰岛素 RI	优泌林 N	2～4	4～10	10～16	作为基础胰岛素，平台时间短，吸收曲线变异大，低血糖风险高
		诺和灵 N				
		甘舒霖 N				
		重和林 N				
超长效	地特胰岛素	诺和平	3～8	无明显高峰	5.7～23.2	吸收曲线重复性好
	甘精胰岛素	来得时	2～4	无明显高峰	20～24	
	甘精胰岛素	长秀霖	2～4	无明显高峰	20～24	

表2-2 预混胰岛素的起效、作用时间及特点

种类	起效时间（分钟）	达峰时间（小时）	特点
优泌乐 25	5～15	双峰，持续时间10～16小时	餐前5～15分钟或餐后即刻注射；每日注射2次即可覆盖餐后血糖；必要时可以增加至每日3次；灵活性低于3+1基础-餐时胰岛素方案
优泌乐 50	5～15	双峰，持续时间10～16小时	
诺和锐 30	5～15	双峰，持续时间10～16小时	
优泌林 70/30	30～60	双峰，持续时间10～16小时	餐前15～30分钟或餐后即刻注射；每日注射2次即可覆盖餐后血糖；灵活性低于3+1基础-餐时胰岛素方案
诺和灵 30R	30～60	双峰，持续时间10～16小时	
重和林 M30	30～60	双峰，持续时间10～16小时	
诺和灵 50R	30～60	双峰，持续时间10～16小时	

51. 胰岛素过敏怎么办

胰岛素过敏可能表现为皮肤瘙痒、红斑、皮疹及皮下硬结等。在不同胰岛素类型中,使用动物胰岛素导致的过敏现象要比使用人基因重组胰岛素时产生的过敏现象要多。病情较轻者可以通过使用抗过敏的药物进行治疗,情况严重的患者需要及时到医院就医并在医生的指导下更换胰岛素。

52. 儿童胰岛素治疗每日所需总量是多少

每日的胰岛素总量与年龄、体重、青春发育状态、糖尿病病程、运动量、注射部位的皮肤吸收情况、每日活动生活状态以及有无合并其他疾病有关。"蜜月期"的患儿每日胰岛素总剂量<0.5 U/(kg·d),"蜜月期"后青春发育期前患儿每日胰岛素总剂量0.7～1 U/(kg·d),青春期每日胰岛素总剂量>1 U/(kg·d),部分患者达到1.5 U/(kg·d)。

53. 胰岛素治疗有哪些方案?剂量是怎么分配的

1型糖尿病患者每日多次注射胰岛素方案见表2-3。

表2-3　每日多次注射胰岛素方案

方案	早餐前	午餐前	晚餐前	睡前
方案1	短效/速效	短效/速效	短效/速效	中效/长效
方案2	短效/速效	短效/速效	短效/速效	长效类似物
方案3	短效/速效＋中效/长效	短效/速效	短效/速效	中效/长效

使用基础-餐时方案时,每日基础胰岛素一般为胰岛素总量的40%～60%,每日餐时胰岛素一般按照餐时总量的35%、30%、35%分配在早、中、晚餐前。

54. 胰岛素剂量怎么调整

对于基础-餐时方案治疗模式,需要根据每日血糖监测结果调整胰岛素剂量。每次调整剂量一般增加或减少1单位(U),小年龄患儿剂量调整上下浮动一般0.5单位(U),具体情况因个体差异而不同。具体调整剂量举例如下。

(1) 早晨空腹血糖升高,夜间无低血糖:说明前一日睡前的中效胰岛素或长效胰岛素剂量不足,需要增加睡前中效胰岛素或长效胰岛素剂量。

(2) 餐后2小时血糖偏高:说明该一餐餐前的短效或速效胰岛素剂量不足,需要增加该一餐餐前的短效或速效胰岛素剂量。

(3) 午餐前或晚餐前血糖高:说明白天的基础胰岛素不够,需要增加早餐前基础胰岛素剂量,或者增加上一餐餐前的常规或速效胰岛素(这一点可能会造成餐后2小时血糖降低,需要监测血糖),或者将使用的中餐或晚餐的速效胰岛素改为短效胰岛素,如果以上调节仍出现血糖波动大,需要考虑胰岛素泵治疗。

(4) 早晨睡醒之后,多在5时之后出现血糖升高,特别见于青春期患者。这说明午夜时需要更多的胰岛素来拮抗生长激素、皮质醇激素等升高血糖的作用,需要将睡前的中效胰岛素改为长效胰岛素,或者改为作用时间更长的胰岛素,或者改用胰岛素泵治疗。

55. 为什么胰岛素治疗强调个体化治疗

不同的患儿存在年龄、运动生活方式、皮肤吸收情况、青春发育状态、糖尿病病程以及有无合并其他疾病等的不同,所以胰岛素的治疗强调个体化治疗,选择正确的剂量和注射方式以实现最好的血糖控制。

56. 为什么强调1型糖尿病需要胰岛素强化治疗

1型糖尿病患儿胰岛功能差,需要通过外源性胰岛素以模拟生理性胰岛素分泌方式进行胰岛素补充,基础-餐时胰岛素治疗是1型糖尿病患儿首选的胰岛素强化治疗方案。

57. 哪些因素影响胰岛素的分泌

食物的营养成分和神经内分泌激素的互相调节,是影响胰岛素分泌的主要因素。血糖升高是刺激胰岛素分泌的重要因素,氨基酸也有刺激胰岛素分泌的作用,但影响效果不及血糖的作用。脂肪酸对胰岛 β 细胞有双重作用,短期暴露于高浓度脂肪酸环境下会增加胰岛素分泌,但是长期暴露会使胰岛素分泌减少。

迷走神经兴奋促进胰岛素分泌,交感神经兴奋则抑制胰岛素分泌,所以心情激动时血糖会升高。

生长激素、皮质醇激素、甲状腺激素和胰高血糖素可刺激胰岛素分泌。胃肠激素都有促进胰岛素分泌的作用,但是都是在药理剂量下才有促胰岛素分泌的作用。肠促胰岛素由小肠内分泌细胞产生,可调节胰岛素对进餐的反应,该激素在餐后会促进胰岛素的分泌。此外,生长抑素可抑制胰岛素和胰高血糖素的分泌,而胰高血糖素可直接刺激胰岛素的分泌。

58. 月经期间胰岛素需求有变化吗

部分女患者的血糖在月经期间有异常波动,如经期前高血糖、临近经期前两天血糖又相对下降等异常变化。这些月经周期中的血糖异常波动,可能与体内激素分泌紊乱相关,如雌孕激素、皮质醇、生长激素、雄激素等。除了激素分泌紊乱外,运动、饮食及炎症等都可能影响血糖水平。建议患者在月经来之前多测几次血糖,了解月经周期对自己血糖的影响。在月经前适当增加剂量,随后再降低,对血糖进行合理管控。此外,合理饮食与适度运动都会有助于改善月经情况。

59. 什么是黎明现象

黎明现象是指糖尿病患者在夜间血糖控制尚可且平稳,即无低血糖的情况下,于黎明前后(3~9 时)由各种激素间不平衡分泌所引起的一种清晨高血糖状态。

这一现象最初是 1981 年由国外学者施密特(Schmidt)首先提出。黎明现象多发生在糖尿病患者中,亦可见于健康人群。应该注意黎明现象与其他原因的清晨高血糖相鉴别,如降糖剂或夜间胰岛素(INS)不足所致夜间基础血糖升高延续至清晨的清晨高血糖、降糖剂过量所致的夜间低血糖后反应性高血糖(苏木杰现象)等。

60. 什么是黄昏现象

黄昏现象指的是在黄昏时血糖升高的现象。黄昏现象起因以及诊断标准未得到广泛认可。这个现象可能类似于黎明现象，与身体内调节血糖的激素分泌变化相关，也可能与其他因素例如运动减少、进食增大等相关。

61. 黄昏现象如何解决

无论是哪种原因，我们希望患者能在遇到黄昏现象时不要惊慌，从多个方面着手应对。第一种方法是中餐注射速效胰岛素者尝试注射短效胰岛素，以期维持更长的药效；第二种方法是将夜间的长效胰岛素分两次注射，分为清晨和夜间；第三种方法是在晚餐前追加一次速效或短效胰岛素，以降低该时段的血糖水平。

62. 什么是苏木杰现象

苏木杰现象是指糖尿病患者夜间低血糖、早餐前高血糖的现象。简单地说，也就是"低后高"现象。它主要是由于口服降糖药或胰岛素使用过量而导致夜间低血糖反应后，机体为了自身保护，通过负反馈调节机制，使具有升高血糖作用的激素（如胰高血糖素、生长激素、皮质醇等）分泌增加，血糖出现反跳性升高。

63. 如何区分黎明现象和苏木杰现象

黎明现象和苏木杰现象均会使清晨血糖升高。值得注意的是，在苏木杰现象中，患者肯定是出现了低血糖后，紧接着身体接收到信号释放升高血糖激素而导致血糖升高。在黎明现象中，患者夜间血糖稳定，没有低血糖现象，是由于身体内激素分泌不平衡导致的黎明时分血糖升高。

64. 餐后 2 小时血糖高,至下一次餐前发生低血糖怎么办

这种情况可表现为饮食中碳水化合物量过多,蛋白质、脂肪含量过少,可调整饮食结构,以期达到血糖平稳。或将一顿饮食中的一部分挪后作点心食用。

65. 餐后 2 小时血糖不高,餐后 3～4 小时血糖明显上升怎么办

发生这个状况有三种可能原因:一种情况看饮食中蛋白质、脂肪的含量是否过多,导致后高的情况;另一种加强血糖监测,有无发生餐后 2 小时后的低血糖导致的反跳;第三种情况,餐后 2 小时后的基础代谢率不足。第一种情况调整饮食结构,第二种情况减少餐前胰岛素用量,第三种情况适当增加餐后 2～3 小时时段的基础代谢率。

66. 如果打一个单位胰岛素还发生低血糖该怎么办? 可以不打胰岛素吗

如果不打胰岛素血糖就能维持在理想范围,可以暂停注射胰岛素,这种情况可发生在"蜜月期"。但仍要监测血糖,待"蜜月期"结束血糖回升后需要重新注射胰岛素。

（三）胰岛素注射和储藏

67. 胰岛素注射的部位有哪些

通常首选腹部，其他部位包括大腿前外侧、臀部外上部与上臂外侧。注意事项参见以下几条，以保护输注部位。

（1）钟面法：在肚脐周围，模拟一个钟面。变更部位时，从 12 时的位置开始注射，然后沿顺时针方向变更注射部位到 3 时、6 时的位置，以此类推。

（2）M/W 法：在肚脐一侧想象出一个字母"M"形，另一侧为一个"W"形。在一个字母的末端开始，然后沿该字母书写的方向顺序变更到每一个交接点。

68. 注射在不同的部位有什么区别

（1）吸收快慢（从快到慢）：腹部（最佳）-上臂-大腿-臀部。

（2）吸收效果（胰岛素吸收率）：腹部 100％，上臂皮下组织 85％，大腿皮下组织 70％。因此，在同一时间，在不同部位注射等量胰岛素会有不同的效果。

69. 注射胰岛素前需要准备什么

（1）首先是确定注射胰岛素的时间。

（2）准备物品：有效期内的 75％ 医用酒精、棉球或棉签、注射器（注射笔、特充笔）、胰岛素、胰岛素针头。

（3）核对剂型：检查胰岛素外观，如有悬浮颗粒则不能使用。

（4）检查有效期：是否在有效期内。

（5）仔细核对胰岛素药物是否正确，切忌拿起就打。

（6）预混合胰岛素要轻力左右上下摇匀,不可出现分层。

（7）胰岛素复温,胰岛素笔储存在冰箱冷藏的话,每次注射前 30 分钟至 1 小时要拿出复温,才可使用。

（8）安静状态下注射,以防注射时手抖,增加疼痛或者断针。

（9）洗净双手,保证干净整洁。

（10）勤换洗衣物,以防注射后针眼感染。

70. 要消毒皮肤吗

不消毒会加大皮肤针眼感染可能性,造成针眼红肿发炎,继发皮肤问题, 因此要对注射部位消毒。

71. 如何注射胰岛素? 有什么技巧吗

注射胰岛素的注意事项与技巧有以下几点。

（1）消毒后等待 5 秒,皮肤干燥时注射,减少酒精刺激疼痛。

（2）左手轻轻绷紧注射区域皮肤,减少皮肤的阻力。

（3）扎针速度要快,越慢越疼痛。

（4）扎针后切忌手抖,增加皮肤创面。

（5）拔针后切忌用力按压扎针部位。

（6）选择合适长度的针头,避免过长或者过短。

（7）按照要求更换针头,最好一次一换。

72. 孩子打了胰岛素看东西总是模糊是怎么回事

胰岛素的副作用中有一点为"眼屈光不正",刚开始使用胰岛素时会感觉 眼睛看东西模糊不清楚,但这是一过性的,过一段时间自己会好,家长不必太 担心。如果长时间不缓解,也要注意区别是否近视,可到眼科门诊就诊。

73. 使用胰岛素常见的不良反应有哪些

常见不良反应有皮肤红肿、硬结、皮肤青紫等。

74. 胰岛素注射部位如果出现红肿怎么办

（1）去除过敏原：如对酒精过敏，可换用新洁尔灭；如对所用的胰岛素过敏，可换用其他类别胰岛素。必要时用抗过敏药物（如氯雷他定、西替利嗪、依巴斯丁，在医生指导下使用）。

（2）经常更换注射部位。

（3）轻挤红肿处有无液体渗出：无脓液，正常无菌操作，消毒局部皮肤，涂抹红霉素软膏即可。有脓液：轻度，挤出脓液，消毒涂抹红霉素软膏即可；中度和重度，及时到医院诊治，必要时清创处理以及使用消炎药物，直至红肿消失。

75. 胰岛素注射部位如果出现硬结或脂肪增生怎么办

（1）及时更换扎针部位，避免局部注射几个月后，组织会慢慢恢复。也可实行大循环更换部位。

（2）已经产生硬结的地方，在每天睡觉之前，用热毛巾热敷、按摩10分钟左右，会使硬结恢复时间缩短（一般硬结的自然吸收时间是1～2周）。

（3）经常更换注射部位。

（4）外涂喜辽妥乳膏或芦荟胶。

（5）如果你是注射部位脂肪增生很多的使用胰岛素泵的患者，可以考虑停泵一段时间换成胰岛素笔，让肚皮放个假。因为注射部位脂肪增生会影响胰岛素吸收，严重的可以导致完全不能吸收药物。一般我们建议直接换部位，等待自我恢复。

76. 胰岛素注射部位出现青紫怎么办

（1）若是少量出血后出现青紫，可以自行吸收。

（2）如果有大片青黑色且没有减轻的趋势，范围持续变大，要及时到医院检查凝血功能，根据结果遵医嘱采取措施。

（3）注意在扎完针以后或者拔针以后，不要按摩扎针处，以防按摩导致内部毛细血管受损加大。

77. 胰岛素储藏的温度是怎样的

（1）未开封的胰岛素储存温度为 2～8 ℃，建议您放置于冰箱冷藏处。已开封的胰岛素在室温条件下保质期为 28 天。

（2）打开常温储存 28 天后，胰岛素的活性减弱或消失，考虑其降糖效果，要停止使用，更换新的胰岛素。

（3）开封的胰岛素保存温度为正常室温即可，避免阳光下长时间暴露，可放抽屉内。

78. 出门旅游应该怎样"保护"胰岛素

（1）乘飞机时，请随身携带胰岛素，不要放在行李中托运。同时，在携带胰岛素出门前一定要检查行李，不要把胰岛素和热饮、平板电脑等散发热量的热源放在一起。

（2）驾驶车辆的"糖友"们，离开车辆时，同样应随身携带胰岛素，避免把其留在车中，以免周围环境造成车内高温，从而影响胰岛素的疗效。

（3）准备胰岛素保温桶，放置冰块，每天及时更换一个冰袋保温，胰岛素需要用布包起来隔离放置或者买个胰岛素储存小冰箱。

（四）胰 岛 素 笔

79. 无针注射的原理是什么

无针注射器是利用压力源（弹簧机械动力、CO_2 气体动力和电动力）形成一个对准皮肤喷射的水柱，以"液体针"的形式高速穿过表皮细胞到达皮层下完成注射。

目前市面上有部分无针注射器较吸引家长们的眼球，它是一种在进行药物注射时不借助针头，使用高压射流原理，使药液形成较细的液体流，瞬间穿透皮肤到达皮下。尽管这不是针头注射，部分患者认为此种注射方式也会带来痛感。使用感受因人而异。目前最小注射量为 4 U，成人使用多，小于 4 U 注射量的孩子是不适用的。

80. 无针注射靠谱吗

对于"糖宝"不推荐使用，原因如下。

（1）无针胰岛素的操作复杂，难度较高，小孩不易掌握。

（2）价格昂贵，耗材价格高，所以更换时不注意操作，就可能出现问题。

（3）注射部位局限，以腹部为主，容易出现皮肤问题。

（4）剂量不准确，操作时稍有不慎就会出现漏药。

（5）皮肤受压下容易出现红肿，创面大。

（6）安全性不稳定。

81. 针头的使用建议是什么

（1）建议一次一换，避免重复使用。

（2）正规药店或者医院购买，以防买到劣质产品造成危害。

（3）小孩子建议选择长 3～4 毫米的针头为宜，青春期后皮下脂肪较厚的患儿可选择长 5～6 毫米的针头。

82. 如何处置使用过的针头

（1）购买一个带盖子的小垃圾桶，或者密封盖子的容器，每次放进后，要注意盖好，以防碰到或者打翻。

（2）将密封装好的针头，在下次复诊时带回医院处理或者交给附近的医疗单位处理。不可私自与生活垃圾一起丢弃，会对他人造成伤害。

83. 笔匣内有空气是否有影响

温度改变造成的笔匣内空气少量增加，对人体没有什么影响，但可能会导致注射的胰岛素剂量不准确了。

84. 如何释放笔匣内空气

（1）每次打完针都拔掉针头，减少温度、气压改变导致空气进入。

（2）轻轻摇晃胰岛素笔，然后左手握着胰岛素笔，针头处向上，右手轻轻左右拍打，依靠震动把空气聚集在顶端排出即可，然后调整剂量打针。

（五）胰岛素泵

85. 胰岛素泵适合什么样的人群

（1）以下人群或情况适合使用胰岛素泵：①1型"糖友"。②胰岛素依赖型的2型"糖友"。③多针治疗时遇到了控糖难题：如长期没有办法改善的血糖波动，黎明现象，HbA1c持续增高，频繁低糖或无症状性低血糖。④从年龄上来看，幼儿和青少年是胰岛素泵治疗的适应人群。幼儿主要考虑剂量的精准度和吃饭难以定量等问题。青少年主要考虑生长激素分泌/加餐需要等场景基础量和大剂量频繁变动的相关问题。⑤从生活形态上来看，学生/运动员/倒班工作/频繁出差或者追求生活高自由度的人群更加适合胰岛素泵治疗。⑥用胰岛素治疗的"糖友"在备孕及孕期阶段可以优先考虑胰岛素泵。这是因为，孕期血糖及胰岛素需要量都会持续发生变化，我们需要一个预先学习和熟悉的时间段。⑦已经存在并发症：糖尿病性胃轻瘫/糖尿病肾病（肾移植）。⑧严重的针头恐惧。

（2）如果你有以下情况之一，可能暂时还不适合胰岛素泵治疗：①因为各种原因不愿意或者不能监测血糖。②对输注系统严重过敏。③工作或生活环境影响使用（涉水工作或是气候炎热）。④因为各种原因没办法做泵的操作（缺乏指导或者没有时间和意愿学习）。

（3）在装泵之前，你需要做知识和技能的准备：①碳水化合物计数（碳水计数）。②餐时大剂量计算。③纠正剂量计算。④低血糖的预防和正确处理。⑤记录血糖和生活事件。⑥基础率/大剂量的基本原则。⑦设置基础率和大剂量。⑧储药/更换管路的正确方式。

（4）除了知识和技能的准备之外，"糖宝"和家长的心理准备也非常重要。良好的心理预期能够进一步保证胰岛素泵的良好使用。

86. 如果你或"糖宝"准备戴泵,你需要首先思考哪些问题

（1）在心理上,"糖宝"是愿意戴泵的,需要跟孩子提前沟通。

（2）经济因素:胰岛素泵一般售价在 3 万～8 万元,每月耗材、药品支出在 800 元以上。

（3）能够比较熟练地掌握胰岛素笔和胰岛素泵的操作。

（4）有学习新事物和解决问题的意愿,胰岛素泵基础知识教育需要 30～50 学时的学习时间,需要持续的学习意愿。

（5）每天至少监测血糖 4～5 次,最好能够戴动态血糖监测仪。

（6）学会碳水化合物计数,养成食物估量的日常习惯。

（7）定期和医生及糖尿病教育者一起回顾和讨论血糖情况。

87. 胰岛素泵的工作原理是什么

胰岛素泵主要由电池驱动的马达、注射器和输液管路组成。含胰岛素的注射器装入泵中后,将相连的输液管前端的引导针用注针器扎入患者的皮下,再由电池驱动螺旋马达推动小注射器的活塞,将胰岛素输注到体内。

胰岛素泵模拟胰腺的分泌功能,按照人体需要的剂量将胰岛素持续地推注到使用者的皮下,保持全天血糖稳定,以达到控制糖尿病的目的。一方面,通过基础量向患者体内 24 小时不间断输入胰岛素,模拟基础胰岛素分泌,维持正常肝糖原输出,控制空腹血糖;另一方面,通过大剂量在进餐前追加输注胰岛素,模拟进餐后胰岛素分泌,控制餐后高血糖。

88. 什么是基础量?它的作用是什么

基础量是我们给胰岛素泵预先按时间段设定好的持续胰岛素分泌量,主要用来代偿肝糖原输出,保证正常的能量需求,在不进食的时候维持血糖在目标水平。基础率是指胰岛素泵每小时输注基础量胰岛素的速度,是血糖平稳的基础。

89. 什么是大剂量？它的作用是什么

大剂量，是我们在吃饭或者别的原因引起的血糖升高时，临时在胰岛素泵上设定的一次性胰岛素分泌量，主要用来代偿食物、情绪激素变化等引起的血糖升高。

90. 胰岛素泵无法输送的可能原因有哪些

胰岛素泵无法输送的可能原因包括：管路缠绕；管路连接不当；漏液；贴片堵塞；胰岛素变质以及管路内部缺陷。如果发现血糖不明原因升高或泵发出堵塞警报，需要第一时间做的工作如下。

（1）检查胰岛素情况，看胰岛素是不是变质。①先要看保质期：保质期一般来说都会在瓶口，旋转瓶口就能看到。②再看瓶子中胰岛素状态：如果你能看到瓶子里有絮状物或小颗粒，那么你的胰岛素很有可能已经过期变质了。这是因为胰岛素颗粒非常小，小到很难用肉眼看清，好的胰岛素应该和清水一样。

（2）检查管路是否被折起来，连接是否妥当。把管路分离，按5 U排气剂量检查管路口是否有液滴冒出，必要时直接更换耗材及输注部位。需要注意的是漏液会使血糖升高，胰岛素泵在这种没有堵塞的情况下并不会报警。闻一下贴片或接口有没有胰岛素的味道。胰岛素具有来自甲氧甲酚和苯酚的独特气味，有助于稳定胰岛素分子并起抗菌剂的作用。这种气味常常被形容为像创可贴，如果你闻到这种味道，那一定是哪里漏液了。

在保证管路通畅的情况下，根据血糖情况自己纠正剂量。如果更换耗材和胰岛素仍旧无法解决问题，暂时卸下泵联系厂家，换用胰岛素笔。

91. 什么是碳水系数

碳水系数（ICR），即碳水化合物系数，又叫胰岛素碳水比值，是指1个单位的胰岛素能够管多少克的碳水化合物。我们在很多的医学教材里都会看到用来估算碳水系数的"450法则"和"500法则"。

"450法则"适用于短效胰岛素，它的公式是ICR＝450/一日胰岛素总量。

"500"法则适用于速效胰岛素,它的公式是 ICR＝500/一日胰岛素总量。

由于这两个公式是基于成年人体重来做估算的,"糖宝"由于体重轻,所以在实际情况中,这两个公式得出的碳水系数值和现实情况可能会有出入。因此,计算结果只能做参考,同时要根据实际情况进行调整,同一个人一日三餐的碳水系数可以不一样。

92. 什么是胰岛素敏感系数

胰岛素敏感系数(ISF),是指一个单位胰岛素在作用时间内能让血糖下降的比值。

如果你使用短效胰岛素,初始估算公式如下:ISF＝83/一日胰岛素总量。

如果你使用速效胰岛素,初始估算公式如下:ISF＝100/一日胰岛素总量。

同一个人白天和晚上的胰岛素敏感系数可以不一样。通常晚上的胰岛素敏感性更大,下降同样单位血糖所需胰岛素量相较白天更少。

93. 吃饭的时候应该怎样确定自己的餐时胰岛素剂量

餐时胰岛素有两个作用:①覆盖这一餐吃的碳水化合物;②使餐前血糖调整到餐后血糖目标值。所以我们总的餐前胰岛素量(C)＝负责食物部分的胰岛素量(A)＋负责血糖部分的胰岛素量(B)。

其中,负责食物部分的胰岛素量(A)＝这一餐总的碳水化合物量/碳水系数。负责血糖部分的胰岛素量(B)＝(餐前血糖值－餐后目标血糖值)/胰岛素敏感系数。

94. 怎样保护自己的输注部位(部位轮换原则)

和我们一样,工作时间长了会累,身体会不好。对输注部位来说,合理的轮岗和休假制度是关键。当我们说到轮换部位的时候,很多"糖友"会说:"我做到了,我每次都左右左右换。"这样做比不换好,但并不是最好。如果想最大限度地保护输注部位避免该部位脂肪增生、瘢痕产生以及出现胰岛素吸

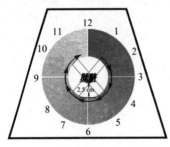

图 2-4　输注部位示意图

收问题,我们需要更加严格的"轮岗制度":至少每 2 天左右轮换一个输注部位。

尝试在自己的肚子上,以肚脐为中心,假想一个时钟,可以画一张卡片做好记录(图 2-4)。第一次注射在 12 点钟位置,第二次注射在 1 点钟位置,第三次注射在 2 点钟位置,第四次注射在 3 点钟位置。这样的话,隔几周你才会再回到 12 点钟的位置来注射,这种轮换法则给了每个注射点休息的机会,同时有助于你保持每次注射都能和上一次注射隔开至少两个手指的宽度。

避免在以肚脐为中心 2.5 厘米半径内注射。因为那里的组织比较复杂,胰岛素吸收会不一致。出于同样的原因,不要在瘢痕组织附近注射。另外,尽量避免"糖宝"腰带容易勒到的部位。

95. 如何对抗餐后血糖高峰

听到有些"糖友"会说:我不吃饭的时候血糖还行,但是一吃饭血糖就马上升起来了。我们把餐后血糖高峰定义成餐后 2 小时以内出现的餐后血糖最高点,并且与餐前血糖相比差 5 mmol/L 以上。怎么测餐后峰值呢? 餐后 1 小时开始,每 20 分钟测血糖,直到两个连续的数值开始下降,这样可以找到餐后峰值。当然,动态血糖监测设备可以帮助我们很快找到我们的餐后峰值规律。

如何解决餐后血糖高峰呢? 有些"糖友"可能会考虑提高餐时大剂量胰岛素来解决。这样的做法很有可能使下一餐餐前血糖过低。我们可以先试试下面这些建议。

(1)提前 15~20 分钟打速效胰岛素。当然,还是要根据我们的餐前血糖和食物消化速度来调整。

(2)避免餐前低血糖:餐前低血糖会加速胃排空,餐后血糖更加容易产生高峰。

(3)选择低升糖指数食物:碳水化合物密度小,膳食纤维多,固体、冷的、适当脂肪含量的食物通常餐后峰值相对低一些。

(4)定向分餐:在用餐时间吃一部分,另外一部分在 60~90 分钟之后吃,比如一个三明治切成两半分着吃。

（5）餐前先摄入高蛋白低碳水化合物小食品,比如一个白煮蛋。

（6）可以适当添加延缓消化速度的调味料,如醋。

（7）吃完饭之后(5～10分钟)马上做家务、逛街、遛狗等。

96. 戴泵洗澡的注意事项有哪些

（1）戴泵的糖尿病患者洗澡的时候应关注以下注意事项。

1）不要在饥饿状态下洗澡,也不要在过于饱腹的状态下洗澡。

2）洗澡水不要太热。

3）洗澡前后须测血糖,并根据血糖值调整胰岛素的用量。

4）如果洗澡时间长,并且水温高,可能会出现低血糖。

5）如果刚给过大剂量之后洗澡,并且水温高,可能会由于加速胰岛素循环出现低血糖。

6）如果容易低血糖,就在洗澡时准备一瓶含糖饮料放在可以够到的地方。

（2）断开胰岛素泵的糖尿病患者洗澡时的注意事项如下。

1）断泵最长不要超过1小时。

2）如果恰好要换针,针眼还没有收缩,不要立即沾水,休息5～10分钟,先做洗浴前的准备工作。

3）如果你用的是分离式管路,分离之后最好使用专用堵头。

4）洗澡前后如果血糖都正常,并且时间在30分钟左右,不必一定在洗澡后补回胰岛素用量。

5）洗澡前如果血糖高,按照胰岛素敏感系数给纠正剂量。

（3）不断开胰岛素泵时洗澡,注意事项如下。

1）用防水覆膜贴住针口。

2）用防水袋把胰岛素泵保护起来,并挂绳固定。

97. 外出就餐怎样合理使用胰岛素泵

"糖友"都有这样的经验,外出吃高碳水化合物、高油脂食物,餐后血糖容易飙升。到底怎么用胰岛素才能控制住这种不利的局面呢? 我们可以试试看理解胰岛素使用的"比萨模式"。比萨的原材料主要是面粉和奶酪,碳水化合物含量和油脂含量都比较高。所以,我们把对付这类外出就餐事件的胰岛素使用模式叫做"比萨模式"。

我们以比萨为例来讨论。为什么这种高碳水、高油脂食物对"糖友"来说是巨大的挑战? 主要有以下几个棘手的问题:①计算碳水化合物的量困难;②糖类吸收变慢;③出现延迟性血糖增高。

(1) 我们先聊一聊比萨的碳水化合物计数。

如果你用手来比划的话,一个手掌大小(包含手指)的比萨大概的碳水化合物量是 30 克。

如果你用食物秤:首先明确食物的重量,然后查询"碳水化合物密度"(每克食物含有多少碳水化合物)。

碳水化合物总量=食物重量×碳水化合物密度。比萨的碳水化合物密度大约是 0.32,如果咱们吃 100 克,那么碳水化合物总量为 $100 \times 0.32 = 32$ 克。大剂量胰岛素用量,在我们清楚自己所用胰岛素的碳水系数和食物碳水化合物计数相对准确的情况下,基本没有问题。

(2) 我们再聊一聊糖类吸收的问题。

比萨所含糖类吸收的速度受到两件事情的影响:①脂肪含量高低。②餐量大小。餐后血糖高峰由原来的 1~1.5 小时转移到了 2~4 个小时。如果我们常规用速效大剂量胰岛素来解决的话,就容易出现餐后 1 小时低血糖、餐后 2~4 小时高血糖的情况。我们应该怎么做?

如果你用的是胰岛素笔,可以考虑以下策略。①延迟注射时间:原来餐前立即打,可以考虑在餐后半小时甚至是 1 小时来打。②把大剂量分成两次打:比如餐前给自己一半的量,餐后一小时给另外一半。③使用短效胰岛素(R):短效胰岛素的作用高峰恰好也在 2~4 小时,所以对糖类吸收速度比较慢的高脂、高碳水化合物食物比较合适。

如果你用的是胰岛素泵,可以考虑用双波,比如 N=40%, S=1~2 h。

(3) 还有什么事情忘记了? 对了,脂肪。

脂肪对餐后血糖有一个比较持久的影响,餐后血糖在 4~8 个小时都有可能比较高。为什么会这样? 因为当我们血液里的甘油三酯高的时候,我们的肝脏会增加肝糖原的输出。我们应该怎么办?

如果你用的是胰岛素笔,可以考虑用一点中效优泌林(NPH)。如果你用的是胰岛素泵,可以考虑把高脂餐后 4~8 小时的临时基础率上调。上调多少？50％是一个经验值（根据自己的情况上下调整）。

98. 想吃巧克力和冰淇淋时怎样合理使用胰岛素泵

有的时候,患儿会想吃冰淇淋和巧克力这样的甜食。比如"糖宝"可能时不时地会向父母提出这样的要求：吃甜品。这个时候,爸爸妈妈是什么反应呢?

其实,每个父母的反应都差不多：

"宝贝,甜品不能多吃哦,这样饭就吃不下了,你就长不高了呢。"

"每周只能吃一次,不然牙齿会坏掉的。"

"糖宝"爸妈当然可以这样回应宝贝的要求,但这些回答一定会比说"不能吃,吃了血糖会高的"来的更好。因为如果我们总是把不能做的事和糖尿病联系在一起,小朋友比较容易对疾病产生抱怨和厌恶的情绪,这个是我们不想看到的。其实事情也真的是这样,"糖宝"不能多吃冰淇淋和巧克力,原因和别的小朋友一样,因为这些食物不那么健康,热量高,会影响正餐的摄入,也容易导致超重。

那么,"糖宝"该怎么吃冰淇淋和巧克力呢?

和所有的小朋友一样,冰淇淋和巧克力可以吃,但是要控制次数。如果有机会选择冰淇淋,那么我们可以尽量选择热量和碳水化合物少的。脂肪含量的高低决定了升糖速度快慢。脂肪含量越高,升糖速度越慢。一般冰淇淋的餐后高峰在1.5小时之后。而棒冰一般没有脂肪或者脂肪非常少,那如果吃棒冰的话,就像喝果汁似的,半小时以后就能达到血糖高峰。

想一想自己的碳水系数是多少（参见本书44～45页）? 也就是1个单位胰岛素管多少克碳水化合物。那么咱们就可以计算出一份冰淇淋需要多少胰岛素了。

如果你用的是短效胰岛素（R）,那么胰岛素峰值和冰淇淋餐后峰值能够大概匹配,吃冰淇淋的时候给自己一个餐时剂量就好。如果你用的是速效胰岛素,那么它的作用可能就太快了。胰岛素笔使用者可以考虑在吃完以后半小时到1个小时再给大剂量。胰岛素泵使用者可以考虑用方波1～2个小时。在吃之前别忘了测血糖,考虑纠正剂量。吃之后什么时候测血糖呢? 1～1.5个小时的时候测一次看看。如果血糖结果不错,最好把胰岛素剂量和用法以及吃的冰淇淋种类和量记录下来,这个就成为了"糖宝"的私

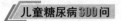
人冰淇淋方案。当然,尝试第一次可能血糖结果不理想,那么下次还要做相应的调整。

99. 频繁高血糖怎么办

频繁高血糖的情况可能每位"糖宝"都不一样。在这里,我们举几个常见的高血糖图谱作为例子。

第一种情况:血糖整天飘高(图2-5)

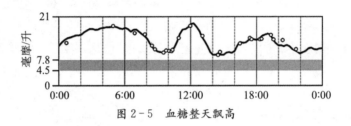

图2-5　血糖整天飘高

在这个血糖图谱里面,我们看到血糖一整天都在高位,是时候整体提高基础率了,我们可以从上调10%～15%开始。

第二种情况:餐后血糖飘高下不来(图2-6)

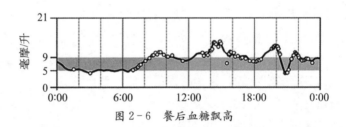

图2-6　餐后血糖飘高

在这个血糖图谱里面,我们看到早餐之后有个血糖高峰然后就持续飘高没有下来。

如果出现这样的情况,请回顾一下你的饮食,确认碳水计数是否正确,大剂量是否足够。算一算自己的基础量/大剂量比例,如果高于60%,你可能需要降低碳水系数或者更加精准地记录碳水计数来提高大剂量的比例。如果你的基础量/大剂量比例在50%左右,可以同时提高基础率以及降低碳水系数(从而增加大剂量)。

第三种情况:餐后高血糖,但餐后4小时能落回目标值(图2-7)

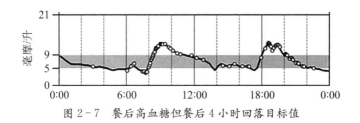

图 2-7 餐后高血糖但餐后 4 小时回落目标值

如果你的情况类似这张血糖图谱,餐后血糖峰值超过 10,但餐后 4 小时的血糖值能落回目标值。这个时候,我们可能没有办法通过提高餐时大剂量来解决餐后高峰,因为这样很有可能让餐后 4 小时的血糖值太低。这种情况,我们可以考虑的点是:①这一餐的碳水计数:碳水计数控制在 45 克以下能改善餐后高峰。②大剂量给药时间:考虑提前给大剂量。③食物的升糖速度:选择膳食纤维含量多的食物。④餐后运动:放下碗筷,步行 30 分钟左右。

100. 频繁低血糖怎么办

频繁低血糖的常见原因有哪些呢?最常见的原因包括:①基础总量过高;②碳水系数和纠正系数过低;③胰岛素药效叠加。怎么样能改变频繁低血糖的情况?我们分几个不同的低血糖情况来看。

(1)一天数次低血糖:我们可以考虑降低日胰岛素总量。如果没有低于 3.1 mmol/L,降低 5% 左右;如果大部分都是低于 3.1 mmol/L 的严重低血糖,降低 10% 左右。

(2)每天大致固定时间低血糖:如果低血糖大部分都发生在同一个时间段(比如午餐前或者睡前),我们可以这样考虑:降低低血糖出现 5～8 小时前的基础率或者提高上一餐的碳水系数(上一餐大剂量降低)。

(3)我们给大家举几个特定时间低血糖的例子。

1)如果低血糖发生在早餐前:通常是因为夜间基础率过高,可以考虑降低夜间基础率。

2)如果低血糖发生在前半夜睡觉的时候:很多人即使夜间低血糖可能也不会醒。如果低血糖醒过来,通常的情况是已经低血糖 1 个小时甚至更久的时间。这种情况下,需要更加密切地监测夜间血糖或者使用持续血糖监测系统(CGM)来找到夜间低血糖到底从什么时候开始。夜间低血糖并不一定都是夜间基础率的问题。晚餐的大剂量胰岛素可以持续作用 4~5 个小时，如果剂量大的话持续时间可能会更久。晚餐大剂量过大也是夜间低血糖的常见原因。前半夜低血糖到底是因为基础率的问题还是晚餐大剂量的问题呢？我们可以通过这样一个线索来找到答案。首先我们把低血糖之前 5 个小时内的大剂量(餐时大剂量和纠正大剂量都算)加起来，然后我们再把同一时间段内的基础量都加起来，比比看到底是大剂量多还是基础量多？为了改善前半夜低血糖，我们可以先减多的那个部分。

101. 怎样使用临时基础率

通常情况下，基础胰岛素应该能够使血糖保持平稳。但是，我们的生活是多样化的，影响血糖的因素也是各种各样的。有时，为了应付一些非常规的生活场景，我们可以使用临时基础率来做调整。下面我们会跟大家一起来举例几个常见的临时基础率使用场景。

(1) 高脂食物场景(外卖快餐食物)：吃完之后，临时基础率往上调 40%~60%，持续 8 个小时。

(2) 生病场景：从高血糖或酮体出现开始，临时基础率往上调 50%~100%，持续 24 小时。如果需要，重复。

(3) 可以预测的压力(公众演讲、考试、准备去做医学治疗、见很重要的人等等)，提前 1~2 个小时上调 60%~100%，持续 3 个小时。

(4) 很长时间(大于 3 个小时)不活动(比如坐车长途旅行)，上调 30% 左右，持续时间看情况。

(5) 女性生理期：生理周期前 3~4 天上调 30%~50%，生理周期第一天下调 20%~40%。

(6) 长时间的活动：活动开始前 1~2 个小时下调 50%，至少持续 2 小时。

(7) 预防运动引发的延迟性低血糖(DOH)：下调 25% 左右，运动后 6~10 个小时。

(8) 代偿睡前胰岛素残余(IOB)：能解决比较小的 IOB，比如 IOB 是 2 U，那我们可以每小时下调 0.5 U，持续 4 个小时左右。如果 IOB 数值很大就不合适。

(9) 呕吐：每小时监测血糖，呕吐会导致血糖降低，下调 75% 左右。

（10）酒精：饮酒（酒精量 15 克以内）后下调 40％，持续 2 个小时。

以上调整量和时间仅供参考，还是需要根据实际情况来决定。看看自己的胰岛素泵是否能保存不同的基础率方案，这个对临时基础率需要调整好几天的情况就很管用，比如：月经周期，较长时间的生病，外科手术后恢复期，激素治疗期间，运动员赛季，工作日，休息日，长途旅行，季节变换，等等。

102. "糖宝"可以上体育课吗？体育课前后怎样调整胰岛素泵用量

当然可以，也应该上体育课，和朋友们在一起享受运动的乐趣。父母需要给小朋友准备带兜的运动衣以及补糖饮料，一起提前想好补糖、补药的方法，根据体育课的时间、运动时长和强度来调整。对于戴泵用速效胰岛素的孩子来说，用餐后的第 2、3 节课上体育课低血糖风险较低。如果可能，告知体育老师和 1～2 位亲密的同学。

孩子活泼好动是好事，但如果 24 小时内发生过低血糖事件，建议隔天再运动。运动前后应该密切监测血糖，维持在 6.7～10 mmol/L 的范围内是比较理想的。当血糖高于 14 mmol/L，建议先注射纠正剂量的一半，纠正高糖之后再运动，并观察血糖情况。

对于饭后 2 小时以内的体育课，可以适当降低餐时大剂量胰岛素用量（30％左右）。对于饭后 2 小时以后的运动课，课前可以适当吃一些碳水化合物（10～15 克）。

103. 耗材多久需要更换一次

耗材每 2～3 天应该更换一次。增加耗材使用时间会同步增加堵管和局部感染的风险。另外，输注部位也应该每 2 天左右轮换一次。如果长时间在同一部位注射胰岛素，会导致皮下有硬块、出现脂肪增生等。这些硬块和脂肪增生不只是看上去不美观，而且还会影响胰岛素的吸收，会导致血糖增高。

104. 管路费用高，少换几次可以吗

一般 3 天应更换一次管路，因为时间过长胰岛素会有结晶析出，发生堵

管的概率明显升高，容易导致未及时发现胰岛素未输注而诱发酮症酸中毒的严重情况。另一方面针头留置时间过长，局部发生感染、硬结的概率也大大增加。

105. 可以带胰岛素泵过安检吗

研究表明，X线可能会对胰岛素泵功能有影响，建议请保安人工检查。外出旅游备好医疗诊断证明，以备安检所需。

（六）胰岛移植治疗

106. 胰岛移植是什么？是否可以治愈糖尿病

胰岛移植全称胰岛细胞移植，是指将供体胰腺内的胰岛细胞分离并植入到患者体内的手术过程。

胰岛移植手术后的受者能够具备分泌胰岛素的功能，所以对治疗严重糖尿病有非常积极的作用，移植手术成功的患者可以摆脱胰岛素治疗。

107. 什么情况下可以考虑进行胰岛移植呢

糖尿病患者首先需要去内分泌科就诊，在医生指导下口服降糖药物或注射胰岛素控制血糖。若通过此类治疗患者的血糖能保持平稳的话，就无需进行胰岛细胞移植，该手术仅针对内科治疗效果不佳的糖尿病。出现以下症状的患者可以考虑胰岛移植。

（1）经过严格的正规治疗，血糖控制仍不稳定，甚至出现酮症酸中毒。

（2）一年内发生过2次及以上的低血糖（"脆性"糖尿病）。

（3）其他器官出现功能损伤（视网膜及眼部的其他病变、糖尿病肾病、糖尿病足、糖尿病神经病变等）。

（4）器官移植后糖尿病。

108. 胰岛细胞移植是个大手术吗？手术是怎么做的

胰岛细胞移植其实是个微创手术。①其主要的核心部分是在实验室内处理整个胰腺得到5～8毫升的胰岛细胞；②然后在彩超及血管造影（DSA）引导下，穿刺至肝脏门静脉，将分离出来的胰岛细胞注射进去。③胰岛细

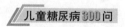

可以在肝窦内生长并分泌胰岛素。手术只会留下一个小针眼,第二天就可以下床和正常人一样活动了。

109. 胰岛细胞分离的过程是怎样的

我们将获取到的胰腺运送至 GMP 实验室,通过消化、分离、纯化,最终获取 5～8 毫升的胰岛细胞,整个过程需要 5～6 个小时。这一过程需要在保证胰岛细胞维持最佳状态的同时,获取尽可能多且纯的胰岛细胞。

110. 胰岛细胞移植手术会出现哪些风险

胰岛细胞移植术后罕有严重并发症,一般仅有轻微的恶心、呕吐等胃肠道反应;极少数情况会出现如穿刺出血、肝功能异常、感染等。医生在术后会严密观察,即使出现以上情况,经过积极处理,很快就能好转,不会发生严重并发症。

111. 胰岛细胞移植手术后需要服用抗排异药吗

由于大多数患者都是同种异体胰岛细胞移植,术后自身免疫系统会将移植进去的胰岛细胞识别为"外人",会不停攻击它们,所以需要通过口服免疫抑制剂来降低自身免疫系统的这种功能,以免移植进去的胰岛细胞遭受攻击,而药物的服用剂量会随着时间慢慢减少。

112. 前面说到大多数受者都需要服用抗排异药,有哪些受者不需要使用抗排异药

自体胰岛细胞移植的患者都不需要使用抗排异药物,因为移植进去的胰岛细胞本来就是他们自己的。这部分患者包括:胰腺良性肿瘤、慢性胰腺炎行全胰腺切除等患者。我们从患者身上切除下来的正常胰腺组织中提取出胰岛细胞,再输注回患者的肝脏内。这些移植进去的胰岛细胞可以有效调控血糖,患者无需口服免疫抑制剂。

113. 抗排异药有哪些副作用，对身体损伤大吗

抗排异药物对身体的副作用是免疫抑制，容易引起感染，极少数患者会出现白细胞减少、肝肾功能损伤、高血压等。目前主要的抗排异药如他克莫司、骁悉等，在临床已使用数十年，积累了大量经验。而长期高血糖对肝、肾、心脑血管等的损害以及酮症酸中毒、低血糖危及生命等，远比抗排异药物的副作用严重。

114. 胰岛细胞移植控制血糖有什么特点

胰岛细胞移植具有自身分泌胰岛素、建立葡萄糖感应器、适时释放胰岛素、保持血糖正常水平、长期发挥功效等优点，可以减轻甚至逆转糖尿病慢性并发症和发病过程。术后 1 年 C 肽阳性率 90%，也就是说，90% 的移植治疗可使患者机体恢复胰岛素的分泌。

115. 胰岛细胞移植术的有效率是多少？手术后会复发吗

截至 2016 年底，全球超过 1 500 位糖尿病患者接受了异体胰岛细胞移植治疗，1 年有效率超过 90%，移植 5 年后仍然有超过 60% 的患者不需要注射胰岛素；所有患者均不再出现明显的低血糖发作；一次移植后摆脱注射胰岛素的患者，最长时间已达 16 年。

116. 什么是干细胞

干细胞是指具有"自我复制"和"分化"两大能力的一大类特殊细胞。"自我复制"是指干细胞在一定条件下自我繁殖，产生大量的和自己一样的"子孙后代"。"分化"是指干细胞在特定条件下还能变成其他类型的细胞（一般是具有特殊生理功能的细胞），就像婴儿长大成熟变成大人。好比是树的枝干能够长长，并变成花、叶、果实；干细胞就是人体中具有树干特质的细胞，一方面可以通过自我复制来繁殖，一方面还能变成有其他功能的成熟细胞类型。

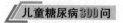

117. 所有的干细胞都是同一种细胞吗

不是的,干细胞有很多种。按照"分化"能力的不同,可分为三种。

(1)"多能干细胞":包括胚胎干细胞/ES 细胞、诱导多能干细胞/iPS 细胞等,具有变成身体里各种类型细胞的能力。

(2)寡能干细胞:包括内胚层干细胞、胰腺前体细胞、间充质干细胞、造血干细胞等,只具有变成某几类特定细胞的能力,例如内胚层干细胞只具有变成胰腺细胞、肝脏细胞及肠上皮细胞的能力,而胰腺前体细胞只能变成胰腺的外分泌、内分泌细胞。

(3)单能干细胞:如肌肉干细胞等,只具有变成一种细胞的能力,例如肌肉干细胞只能变成骨骼肌细胞。

118. 什么是干细胞移植

严格意义的"干细胞移植"是指干细胞本身的移植,例如常见的、用于治疗白血病的骨髓移植就是"造血干细胞"的移植应用。特别值得注意的是,并不是所有的干细胞都能直接移植。例如,多能干细胞具有在体内形成肿瘤(畸胎瘤)的风险,因而不能直接移植。多能干细胞只有在体外,通过特殊的诱导培养方法,经过一系列复杂的中间过程,才能变成人体需要的细胞类型,比如胰腺内分泌细胞——胰岛细胞。如果直接把供者的多能干细胞移植到受者体内,这些未经中间处理的多能干细胞不能在体内有效地变成胰岛细胞,因为成人体内不具有适合其发育成胰岛细胞的生理环境。

119. 目前有通过干细胞移植治疗 1 型糖尿病的技术吗

有,但针对 1 型糖尿病的干细胞移植技术目前尚未成熟。美国某公司开发了利用"人类胚胎干细胞"在体外制造可用于移植的"胰腺前体细胞"。胰腺前体细胞是能够变成胰岛细胞的一类"寡能干细胞",能在体外或体内进一步变成具有分泌胰岛素、胰高血糖素的成熟胰岛细胞。这些来源于胚胎干细胞的胰腺前体细胞由于不是来自于患者自身,直接移植后会受到患者免疫系统的攻击,所以必须用一种类似信封的"封闭袋子"(包囊)包裹起来。动物实验证明：包囊化的胰腺前体细胞,移植入受者体内后,需要大约 6 个月的时间可以变成具有胰岛素分泌功能的成熟胰岛细胞,并能有效逆转 1 型糖尿病的高血糖症状。目前,包囊化的胰腺前体细胞的移植已完成临床 Ⅰ 期试验,并已进入临床 Ⅱ 期阶段。该公司有望在 2019 年发布临床 Ⅱ 期结果。

另外,间充质干细胞移植,即通过调节胰腺局部免疫微环境防止自身免疫系统对胰岛细胞的攻击,是 1 型糖尿病细胞治疗的新思路,目前尚处于动物实验阶段。间充质干细胞在体内不能转变成胰岛细胞,不能解决 1 型糖尿病患者由于胰岛细胞破坏造成的胰岛素绝对缺乏,因而只能是辅助治疗手段。

120. 可以在体外再造胰岛细胞或组织吗

可以。多能干细胞虽然不能直接移植,但依靠先进的"定向分化技术"它们可以在体外被"诱导"为具有分泌胰岛素、胰高血糖素等功能的成熟胰岛细胞,从而实现胰岛组织的体外再造。同样,寡能的人内胚层干细胞,也能在体外被高效地诱导成为成熟的胰岛细胞,并且在安全性和效率方面优于多能干细胞。干细胞来源的再造胰岛组织具有和成体胰岛非常接近的细胞组成、组织结构及功能,并经动物实验证明可以稳定逆转 1 型糖尿病的高血糖症状,有望在近期实现临床应用的突破,并替代传统的胰岛素疗法。

此外,科学家们还在开发研究以下技术。①捐献胰岛组织的体外扩增:以获得大量的、可用于移植的胰岛组织。②将体内其他组织细胞转变(转分化)为胰岛细胞等新技术。自己的胰岛组织也可以在体外被再造出来,由于"诱导多能干细胞"(iPS 细胞)及"内胚层干细胞"可以方便、高效从患者自体(如血液、尿液、胃黏膜等组织)获得,而从这些细胞出发可以在体外再造"患者个体化"的胰岛组织。个体化的胰岛组织由于不会受到自身免疫系统的攻击(排异),因而可以避免(或者极大程度地减少)移植前后免疫抑制剂的使用,显著提高移植的安全性。

121. 与胰腺前体细胞移植相比,再造胰岛组织在治疗糖尿病方面有什么优势

值得注意的是,与胰岛前体细胞移植不同,干细胞体外分化获得的"人造

胰岛组织"移植到动物体内后很快（1～4周）即发挥成熟胰岛的功能,并可有效逆转高血糖,因而比前者具有更大的应用优势。目前国内外几家公司正致力于完善这一技术,预期今明两年将进入临床试验阶段。

需要特别注意的是,这一类基于"干细胞分化获得的功能性细胞"的潜在治疗手段,在媒体报道中经常与干细胞移植混为一谈。

122. 异种胰岛移植是成熟的技术吗

异种胰岛移植,指的是利用其他动物的胰岛组织替代人的胰岛,用于移植治疗胰岛素缺乏型的糖尿病（包括所有1型及部分2型胰岛受损的糖尿病）。

目前,通常所说的异种移植,指的是猪胰岛的移植。猪胰岛的移植由于存在种属差异造成的异种免疫排斥,必须使用免疫抑制剂或使用具有免疫隔离作用的包囊;此外,猪可能携带的人猪共患病病原体（如肝炎、猪内源性逆转录病毒等）也是异种移植面临的重要风险之一。虽然新西兰利用包囊化猪胰岛移植治疗糖尿病的研究已进入临床试验阶段,但总体上国内外异种移植技术目前尚未成熟。

（七）饮 食 管 理

123. 食物主要营养素的分类有哪些？它们如何影响血糖

主要营养素有三种，分别是碳水化合物、蛋白质和脂肪。一般来说，中餐碳水化合物的占比较大，而碳水化合物与血糖的关系最为直接和密切，所以我们会更加关注碳水化合物对血糖的影响。在混合食物中，如果"糖友"的消化吸收系统正常，碳水化合物的摄入对餐后1～2小时血糖的影响最大，蛋白质与餐后2～4小时的血糖相关性较大，而脂肪对血糖的影响往往集中在餐后3小时之后。单一营养素食物的消化吸收速度快于混合营养素，所以我们建议"糖友"注意饮食搭配和食物摄入顺序，最大限度和用药及个人运动匹配，以实现较好的血糖控制目标。

不同的营养素比例和个人的消化吸收差异会呈现不同的血糖上升模式，大家可以通过更改营养素比例的方式来找到自己对不同营养素的敏感性特性，从而优化自己的饮食模式。

124. 健康的饮食结构是如何的

健康的饮食应该包含下面五个部分（图2-8）。

（1）不含淀粉的蔬菜：例如胡萝卜、菠菜、芹菜等，占餐盘的1/2。这些不含淀粉的蔬菜含有丰富的维生素和膳食纤维，可以有效地增加饱腹感，同时减少餐后血糖的高峰。

（2）瘦肉（蛋白质）：如鸡胸肉、猪瘦肉，做法以烘烤和水煮为最佳，占餐盘的1/4。瘦肉保证了蛋白的摄入，满足自身新陈代谢需要（大豆及豆制品也是优质的蛋白质来源，建议广泛摄入）。

（3）主食或含淀粉的蔬菜：土豆、玉米、糙米、杂粮饭、意大利面、米饭等，

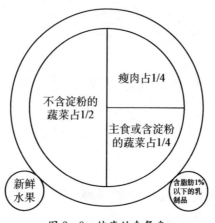

图2-8 健康饮食餐盘

占1/4(优先级为根茎类植物,未精制加工谷物优于精制主食,如馒头和面条等)。

(4)新鲜水果:一定要吃新鲜的水果,买回家的水果要放进冰箱,或者制作成水果罐头("糖友"应该优先选择含糖量低的水果)。

(5)含脂肪1%以下的乳制品:乳制品优先选择未添加糖的酸奶,液体奶中含有乳糖,单次大量摄入会升高血糖。

有两个小技巧介绍给大家。①在吃饭的时候细嚼慢咽,延长食物进入胃肠道进行消化吸收的时间,可以有效降低餐后血糖高峰。②规律三餐进食,不按时吃东西会容易造成下一餐过量摄入,就算是同等摄入量也会更容易出现餐后高血糖的现象。

125. 关于"糖宝"的饮食,你需要记住哪些原则

除了遵循一般的糖尿病饮食原则外,"糖宝"需要大量的食物摄入以满足生长发育的需要,否则很容易出现吃饱了血糖飙升、吃不饱发育受影响的现象。

(1)大家要首先了解孩子在一定年龄段的热量需求,保证每天的食物总量能够满足"糖宝"长身体的需要。

(2)每餐的碳水化合物摄入以杂豆饭、糙米饭占比在1/3左右,孩子处于成长期,胃肠道系统较为脆弱,不宜大量食用粗粮,以免造成胃部消化压力。

(3)正餐后3小时内可以有适量加餐,以蛋白质、混合碳水化合物加餐为

主,增加孩子的饱腹感同时保证热量摄入,例如鸡蛋、无糖酸奶、水果等。

(4) 在相同热量摄入的情况下,更大比例的蛋白质摄入对孩子的生长发育和平稳血糖更为有利,可以通过每餐逐渐增加蛋白质比例来探索孩子口味和摄入量的平衡点。

(5) 在饮食中尽量减少饱和脂肪酸的摄入,如肥肉、猪油、鸡脂肪(鸡皮)、全脂牛奶、棕榈油等。尽量避免油炸食品的摄入,以减少长期高脂肪饮食带来的心血管疾病风险。

126. 什么食物含有碳水化合物

(1) 谷物类:各种米和各种麦子。

(2) 谷物类制品:年糕、米粉、面条、面包、馒头、包子、各式饼干糕点。

(3) 根茎类植物:土豆、红薯、玉米、山药等。

(4) 水果:几乎各种水果都含有果糖。

(5) 豆子:黄豆、绿豆、红豆、豌豆等。

(6) 乳制品:牛奶、酸奶、奶粉等。

(7) 零食甜点和酱汁:可乐、果汁、蛋糕、糖果、薯片、番茄酱、沙拉酱、烧烤酱等。

绿叶蔬菜含有非常少量的碳水化合物,每100克绿叶蔬菜的碳水化合物含量一般为3～5克,考虑到蔬菜的食物体积,一般来说我们在饮食中不额外计算绿叶蔬菜的碳水摄入量。

127. 碳水化合物的分类有哪些

碳水化合物由碳、氢、氧三种元素组成,因为分子式中氢氧的比例为二比一,与水的分子构成比例相同,故被称为碳水化合物。食物中的碳水化合物分为两类:人可以吸收利用的有效碳水化合物如单糖、双糖、多糖和人不能消化吸收的无效碳水化合物如膳食纤维,是人体必需的物质。

(1) 单糖:葡萄糖、半乳糖和果糖。

(2) 双糖(2～10个单糖):蔗糖、乳糖、麦芽糖和棉籽糖。

(3) 多糖(大于10个单糖):淀粉(直链)、纤维素。

(4) 膳食纤维:依据是否溶于水,分为可溶性和不可溶性两大类。

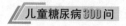

128. 碳水化合物有哪些作用

（1）提供和储存能量：每克葡萄糖产热 4 千卡（16.736 千焦），是红细胞、神经系统和大脑的主要能量来源；暂时不用的糖以糖原的形式储存在肝脏或肌肉里，在需要的时候释放提供能量。

（2）构成生命物质或参与有机体构成。

（3）糖和脂肪形成的糖脂是细胞膜和神经组织的重要成分；糖和蛋白组成的糖蛋白是抗体、酶、激素等的组成成分。

（4）节约保护蛋白质。

（5）体内糖缺乏的情况下，会大量消耗蛋白质，而蛋白质是保障身体功能的重要成分，所以一定量的碳水化合物摄入是必需的。

129. 膳食纤维是什么

膳食纤维严格意义上来讲是一种多糖，但是由于人体内缺少消化膳食纤维所必需的纤维素酶，造成了作为多糖的膳食纤维不能在人体小肠内被消化吸收，而在人体大肠内部分或全部发酵后随粪便排出。

130. 膳食纤维在人体内有什么作用

膳食纤维分为可溶性膳食纤维和不溶性膳食纤维，可溶性膳食纤维能够吸收水分形成类似鱼冻的胶状物，不溶性膳食纤维的间隙能够保留水分；所以可溶性膳食纤维用于吸收肠道多余水分，改善腹泻，而不溶性膳食纤维用于增加排便的体积和湿度，改善便秘。

除了改善腹泻和便秘的功能之外，两种膳食纤维都是肠道微生物的主要能量来源，有助于肠道内益生菌的生长。

（1）增加饱腹感：可溶性膳食纤维在吸水后会增加食物的体积，使我们饿得更慢。

（2）降低血脂：膳食纤维在经过肠道微生物的发酵后产生的脂肪酸有降低血脂的功能。另外，膳食纤维能消耗由胆固醇代谢而来的胆酸，从而降低胆固醇的数值。

（3）改善血糖生成：膳食纤维增加了食物体积，从而间接稀释了糖酶的浓度，从而减少能够被吸收入血的葡萄糖数量。

（4）促进排出有害有毒物质：膳食纤维会包裹氨、黄曲霉毒素等有毒物质，阻止其被肠道吸收并将其带出体外。

然而，膳食纤维不是越多越好，推荐摄入量为每天 25～30 克，过多的膳食纤维容易造成贫血、骨质疏松等。

131. 常见富含膳食纤维的食物有哪些

富含可溶性膳食纤维的食物有燕麦、水果、魔芋、豆类等；常见富含不溶性膳食纤维的食物有谷类外壳、叶类蔬菜等。

132. 听说秋葵苦瓜可以降血糖，是否可以多吃

没有哪种食物是降血糖的，仅仅是对血糖影响较小，平时可以适量吃。

133. 升糖指数是什么

升糖指数（GI）是指在标准定量下（一般为 50 克）某种食物中碳水化合物引起血糖上升所产生的血糖时间曲线下面积和标准物质（一般为葡萄糖）所产生的血糖时间下面积之比值再乘以 100，它反映了某种食物与葡萄糖相比升高血糖的速度和能力。GI 是指含 50 克可利用的碳水化合物的食物与 50 克葡萄糖在一定时间内（2 小时）体内血糖反应水平的百分比值。换言之，它比较的是食物和葡萄糖（GI＝100）的升高血糖的速度和能力。升糖指数越高，其升糖能力和速度就越强。

可以将食物根据 GI 值分类。高 GI 食物：GI≥70（如大米饭、白面包、蜂蜜）；中 GI 食物：GI 为 56～69（如全麦面包、荞麦面）；低 GI 食物：GI≤55（如花生、芹菜、大豆）。升糖指数作为时间比较久的一个指导糖尿病患者进行饮食的方法已经比较陈旧，因为升糖指数作为指标并未将食物体积考虑进来，比如说西瓜的升糖指数就要高于大多数冰淇淋，而相比较而言同等体积的西瓜要比冰淇淋更加健康。

美国糖尿病协会（ADA）经过大量的临床试验得出的营养学建议为：尽

管不同种类的淀粉对血糖的影响不同,但首先应考虑的是摄入碳水化合物的总数量,不同类型的碳水化合物可以相互交换。

134. 吃哪些水果对"糖宝"更合适

(1)蓝莓:每100克蓝莓中含有10克糖和2克膳食纤维,与其他水果相比含糖量较低,而且蓝莓中含有丰富的膳食纤维,血糖升高速度较慢。

(2)草莓:每100克草莓中只有5克糖,比蓝莓还要低。

(3)黑莓:在所有莓子类水果当中,黑莓是最佳的选择,不仅仅100克中仅含有5克的糖,还含有5克的膳食纤维。

(4)柠檬:每100克柠檬中只有4.9克糖,而且其水分和钾的含量较高,有助于运动后钾的补充。

(5)苹果:每100克苹果中含有大约10克糖,能降低糖尿病患者合并中风的风险。

(6)西瓜:整个西瓜的含糖量确实很高,但是每100克西瓜只含有6克糖,热量也比较低,含有丰富的番茄红素,某些研究发现其可以提高胰岛素的敏感性。

(7)牛油果:100克牛油果中含有5.3克糖、7克膳食纤维和大量的不饱和脂肪酸,能帮助提高胰岛素敏感性。

除了上述水果之外,番石榴、哈密瓜、杏、樱桃、柚子和柑橘类也是不错的水果选择,但是要避免香蕉、红枣、荔枝、菠萝、桂圆、葡萄等的摄入。

135. 想吃零食怎么办

首先普及一下传统健康零食老三样:坚果(巴旦木杏仁、核桃、腰果等);酸奶(不添加糖的原味酸奶);水果(低糖、高膳食纤维)。

我们再推荐一些常见的新鲜零食,可以选择西梅(上榜理由:低脂肪、高膳食纤维和足量的维生素)、烤海苔(上榜理由:一片只有3.6克,从数量上可以吃得过瘾)、黑巧克力(上榜理由:作为糖果,颜色越黑其碳水化合物和脂肪含量越低),可以作为不错的零食推荐。

不论哪种零食,都要注意控制摄入的总量,并没有哪种零食是完全健康、可以无限摄入的。在零食当中,我们选择碳水化合物和脂肪含量较低的品类,大家可以有节制地品尝,最好按照每次 10～15 克碳水化合物对应的量进行尝试。

136. "糖友"可以吃冷饮吗

可以。常见的冷饮主要有雪糕、冰棍和冰淇淋。在控制碳水化合物总量的基础上可以尝试冰淇淋,将冷饮安排在正餐 3 小时以后,两餐之间是不错的选择。单次碳水化合物摄入量从 15 克开始,每小时测量一次血糖确定自己对一份冷饮的血糖控制情况,找到合适的单次冷饮摄入量。使用速效胰岛素的"糖友"除了在两餐之间吃冷饮外,还可以根据碳水系数增加胰岛素的用量,来代偿后续的血糖上升。

雪糕、冰棍就像冷冻的果汁,加上奶油、糖或代糖,它对血糖的影响有点像果汁,但和果汁的差别在于:果汁是液体,喝起来升糖比较快;雪糕、冰棍需要舔或者咬,比较花时间。

冰淇淋是奶制品,它含有的脂肪会减缓胃排空。往往吃完冰淇淋要等45～90 分钟,血糖才会开始上升,所以奶制品类型的冰淇淋都不适合用来改善低血糖。但是如果小孩子准备去踢足球,或者从事其他长时间消耗糖类的活动,冰淇淋是可以的选择。

冰淇淋让血糖升高的速度可能比你想象得要慢,因为冰淇淋中有大量的脂肪,让胃排空变慢。一项美国的研究,曾对比糖尿病患者和正常人食用冰淇淋的血糖趋势,同样进食 100 克香草冰淇淋(碳水化合物 24%,脂肪11%),正常人的血糖峰值在餐后 40～60 分钟时,而糖尿病患者的血糖峰值会更加延后一些,在餐后 60～80 分钟时。

137. 1 型"糖宝"尝试冰淇淋的步骤是如何的

建议 1 型"糖宝"尝试冰淇淋步骤如下。

(1)点心时间到了,先测血糖。

(2)挑选想吃的冰淇淋,算出冰淇淋对应的碳水化合物计数。

(3)每多出 10 克碳水化合物计数需要注射 1 个单位的额外胰岛素(请根据自己的碳水系数调整)。

(4)如果使用的是胰岛素泵,可以考虑使用方波,脂肪含量越高,冰淇淋糖分的吸收速度就越慢。如果使用的是胰岛素笔,可以考虑餐后给或者分针给药。

(5) 如果吃冰淇淋前的血糖低于 4 mmol/L,或者一会儿要去运动,就下调 1~2 个单位胰岛素。如果血糖高于 10 mmol/L,那么上调 1~2 个单位。习惯用胰岛素敏感系数(纠正系数)的小伙伴也可以根据这个来计算。

(6) 吃完冰淇淋后 1~1.5 个小时测一次血糖,看看是不是如预期一样。

把整个经过写在饮食记录里,下次想吃冰淇淋的时候,就知道该怎么做了。小小的冰淇淋试验不仅仅可以应用于冷饮,确定要吃的食物种类后,正确计算需要补打多少剂量胰岛素,分析调整给药策略,你就能尝试吃绝大多数你想吃的食物。

138. 喝什么饮料对"糖宝"更合适

(1) 多喝水、无糖苏打或无糖冰红茶,不要饮用果汁、常规苏打饮料或含糖茶饮料。

(2) 喜欢喝冰水的糖友尽量不要在超市购买冷饮,可以将饮用水放在冰箱里,时喝时取。

(3) 姜水、大麦茶、菊花茶:符合中国人的饮食口味,可以作为饮料的替代品,帮助"糖宝"培养饮水习惯(注意:不能添加额外的糖)。

139. 如何计算"糖宝"的一日热量需求?生长发育期的"糖宝"应该怎么吃

"糖宝"的热量需求和一般儿童的热量需求没有区别,根据新版中国居民膳食指南的数据,不同年龄段轻体力活动者的热量需要量可以分为以下 5 个年龄段(千卡/日,kcal/d)。

2~3 岁:1 000~1 250 kcal/d

4~6 岁:1 200~1 400 kcal/d

7~10 岁:1 350~1 800 kcal/d

11~13 岁:1 800~2 050 kcal/d

14~17 岁:2 000~2 500 kcal/d

大家会发现我们的热量需求在相对较大的区间,并未划分男女,是因为青少年时期个体差异性大,热量是我们计算摄入的标尺,而非最终结果。举例来说,一名4岁女童每日热量摄入为1 200 kcal/d,体重持续增加,脂肪增长速度明显,说明热量摄入过多,需要减少总热量的摄入。

"糖宝"虽然在热量摄入上和正常青少年并无差别,但是"糖宝"在食物比例和食物类别上要做出一定的调整,首先可以降低碳水化合物在总热量中的占比,推荐为45%～50%;其次,选择优质碳水化合物作为主食,例如全谷物和根茎类植物,尽量减缓碳水化合物释放和被吸收的速度;最后,增加优质蛋白质的摄入,满足生长发育的需要。

140. "无添加糖"是不是等同于不含糖

很多"糖友"会把"无添加糖"的食物称为无糖食物,认为这样的食物对血糖没有影响。其实"无糖食物"大多指的是在生产过程中没有添加额外的糖,但是食物原材料中天然存在的各类糖还是有的,吃多了自然就会对血糖产生影响。

141. 甜味剂是否可以放心吃

从食物的角度来说,正常食用甜味剂制品很难达到出现毒性的量,我们一般建议成年人摄入量不超过10毫克/千克(mg/kg),以某品牌无糖可乐作为标准,一个体重70千克的"糖友"需要每天喝4瓶以上的无糖可乐才能达到这一上限。其他一些研究也发现,每千克体重摄入4 000毫克阿斯巴甜也未发现危害,相当于每天1 600瓶可乐。

甜味剂制品虽然不会增加血糖的负担,但是甜味剂不会降低我们对甜味的喜爱,甚至会提高我们对甜味剂偏好的临界值,降低人体对甜味的敏感度,特别是从小就大量摄入甜味剂会在习惯上更加偏爱甜食,从而间接导致以后更多的糖和甜味剂摄入。部分研究还发现甜味剂与内分泌系统变化的相关性,虽然不能判断因果关系,但是建议大家有节制摄入。

142. 常见甜味剂有哪些

甜味剂分为营养性甜味剂和非营养性甜味剂两类。

（1）营养性甜味剂：各种糖醇属于这一类：比如山梨醇、木糖醇、赤藻糖醇、甘露糖醇、麦芽糖醇。热量比蔗糖低，但还是有热量：木糖醇 1 千卡/克（kcal/g），山梨醇 3 kcal/g。属于不能被完全吸收的碳水化合物，碳水化合物计数时算一半：举个例子，做甜品时放了 10 克的赤藻糖醇，碳水化合物计数算 5 克。超量摄入会引起腹泻：山梨糖醇最大日摄入量为 50 克，木糖醇最大日摄入量为 35 克，甘露糖醇最大日摄入量为 20 克。美国糖尿病协会（ADA）认为糖尿病患者可以适量食用糖醇，但尚无证据证明糖醇的使用可以显著降低总能量的摄入或改善远期的血糖控制。

（2）非营养性甜味剂：到目前为止，美国食品药品监督管理局（FDA）共批准了六种人工甜味剂：安塞蜜、阿斯巴甜、糖精、三氯蔗糖/蔗糖素、纽甜和爱德万甜。没有能量，或甜度高、用量极少因而能量忽略不计。以上甜味剂本身对血糖没有影响，不能用来纠正低血糖。糖尿病患者可酌量使用，最大用量请咨询营养师，一般来说成年人不要超过 10 毫克/千克。

143. 如何读懂营养成分表

我们国家的《预包装食品营养标签通则》规定，预包装食品应当在标签上强制标示四种营养成分和能量（"4＋1"）含量值。"4"是指核心营养素——蛋白质、脂肪、碳水化合物、钠；"1"是指能量。除了"4＋1"之外，还有一栏叫做 NRV％，是营养素参考值，这个值是依据我国居民膳食营养素推荐摄入量（RNI）和适宜摄入量（AI）制定的。具体步骤见下页图 2－9。

144. 糖在配料表里有哪些其他名字

广义的糖，是碳水化合物的总称，单糖中的葡萄糖、半乳糖和果糖，寡糖中的蔗糖、乳糖、麦芽糖和棉籽糖，多糖中的淀粉（直链）、纤维素和膳食纤维，都会出现在配料表中。

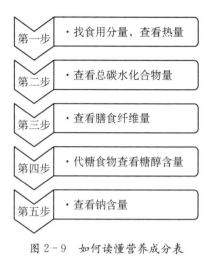

图 2-9　如何读懂营养成分表

145. 什么是碳水化合物计数

一份包含 15 克碳水化合物的食物叫做"一份碳水"（one carb serving）。比如说，一片切片面包、一小个苹果和一小个玉米都含有大约 15 克左右的碳水化合物，我们都把他们看成"一份碳水"。他们对血糖的影响基本是一致的。在"碳水化合物计数"法里，我们关注的是碳水化合物的总量，而不是种类。

146. 为什么要用碳水化合物计数

食物所含的主要营养素包括蛋白质（鱼、肉、蛋、奶、豆制品）、脂肪（油）和碳水化合物（淀粉类主食及人为添加的糖）。这三种营养素中，蛋白质和脂肪只有一小部分会转化成葡萄糖进入血液，并且转化速度也相当慢；而食物当中 90％的碳水化合物都能很快变成血糖。所以平时测的餐后血糖水平主要是由食物的碳水化合物计数决定的。

美国糖尿病协会（ADA）根据大规模的临床试验和流行病学数据总结的《营养治疗建议》中指出：碳水化合物适宜摄入量是糖尿病饮食方案的关键。

147. 什么是食物交换份？1型"糖友"可以使用吗

食物交换份是传统的饮食替代方法，一般以90千卡的热量为单位做食物类型的替换，对于血糖控制难度低的"糖友"有一定效果，更适用于2型糖尿病患者，但是对于1型糖尿病患者显得并不是很适用，三大产能营养素中影响血糖最大的是食物中碳水化合物的含量，所以1型糖尿病患者在食物交换份的基础上更推荐使用碳水化合物交换份。

148. 1单位的胰岛素可以处理多少克的碳水化合物

碳水系数(ICR)定义为1个单位的胰岛素能够代偿多少克的碳水化合物升高的血糖。

（1）450原则：适用于短效胰岛素(R常规)，如重和林R、优泌林R、诺和灵R。计算公式为：450/每日胰岛素总量TDD(TDD：total daily dose 每日总胰岛素剂量＝基础胰岛素＋餐前胰岛素)。

（2）500原则：适用于速效胰岛素，如赖脯胰岛素(优泌乐)、门冬胰岛素(诺和锐)。计算公式为：500/每日胰岛素总量TDD。

两个公式都应用于每日血糖平稳的"糖友"，如果日总量基础上频繁出现高低血糖，糖化血红蛋白值明显高于或者低于标准范围，需要大家根据自身情况做出个性化调整。

149. 为"糖宝"称量食物有哪些注意事项

为"糖宝"称量食物时，一般可以根据碳水化合物和蛋白质进行分开称量，从而达到精细化管理的目的，脂肪在中式餐饮里很难被准确称量。

除了一开始需要调好食物秤的去皮校正之外，不要仅仅称量就餐前我们预期摄入食物的重量，最好在餐中、餐后使用同一容器称量增加或剩余的食物，从而称量餐前餐后差值，以得到更为准确的称量数据(即进食的量)。

150. 孩子可以遵循全素饮食的原则吗

可以的。"糖宝"都可以遵循全素饮食的原则进行营养素的补充,但是要注意食物的搭配。素食和非素食最大的区别在于蛋白质和脂肪酸来源的不同。一般来说,动物来源的蛋白质消化率会大于植物来源的蛋白质,因为植物来源食物中的膳食纤维会影响蛋白质的消化吸收效率。

对于蛋奶素食主义的人来说,鸡蛋和牛奶已经能很好地满足人体优质蛋白质的需要了。

如果是连鸡蛋和牛奶都不吃的纯素食主义者,就需要更加注重饮食上的搭配了。因为虽然谷类中赖氨酸的比例较低,但是我们每天吃的不仅仅是谷物,只要注意补充赖氨酸较为丰富的其他食物(比如说大豆),在总体上保证必需氨基酸的摄入,也是能够达到营养素摄入需求的。

151. 儿童糖尿病患者可以更改用餐时间吗

一般来说,"糖宝"进餐时间的灵活度和"糖宝"的药品使用种类、给药方式直接相关,如果采取定时定量胰岛素输注,在输注后没有进食,大概率会造成低血糖的危险;如果采取随餐注射,在长效胰岛素或基础胰岛素平稳的情况下改变用餐时间可以有比较好的血糖控制效果。

152. 中国传统早餐组合是否营养合理

不同地区的传统早餐食物类别不尽相同,但是普遍存在碳水化合物摄入过高、油炸食品比例较高、蛋白质不足、蔬菜水果量几乎没有的问题。按照我们前面介绍的圆形餐盘法则(见本书第 62 页)来看,并不是一个合理的营养选择。

153. 进餐的顺序对血糖是否有影响

进餐顺序确实会对血糖造成影响。首先,单一食物更容易被消化和吸收,单一食物消化吸收速度从快到慢的顺序为碳水化合物、蛋白质和脂肪;如果餐后血糖容易升高,我们建议先摄入蛋白质和脂肪含量高的食物,最后再吃碳水化合物或混合其他营养素的主食。

154. 酒精对血糖有什么影响

研究表明,酒精会损害胰腺,导致血糖过高或过低,酒精也会影响饮食控制甚至发生低血糖等情况,这些都对"糖宝"很不利。另外,长期饮酒会导致肝功能损伤,增加糖尿病并发症风险。

那么如果饮酒,每天多少比较合适? 建议啤酒不超过 350 ml、红酒不超过 150 ml、白酒不超过 45 ml。

在喝酒的时候要跟着吃一些含有碳水化合物的东西,并且如果你喜欢用相关饮料调兑酒的话,可以选择无碳水化合物的饮料,比如说健怡可乐、无糖汤力水或苏打水。

了解各种酒的酒精度和热量,尽量选择酒精度和热量低的品种。

了解各种酒的碳水化合物含量。啤酒和麦芽酒的一份侍酒量(一份侍酒量指的是含有 15 克酒精的酒的量)通常是 350 ml 左右,红酒通常是 150 ml 左右。

酒精容易引发低血糖。饮酒之后及睡觉之前应该检查血糖情况,确保在安全范围之内:5.5~7.8 毫摩/升(mmol/L)。血糖如果低了就需要吃一些东西再入睡。

155. 节日饮食该注意什么

节日饮食要提前计划,你一定要清醒意识到自己要做什么。

思考这个节日里哪些食物对你来说是特别的,是饺子、年糕还是汤圆。不论是什么,既然决定要吃就要吃得开心,不要总是给自己压力。

在吃饺子的时候可以学着计算碳水化合物的量,保证吃的量不会超过身体所需,就可以安心又开心地享受每一口啦!

带着家人一起购买低脂低糖食品,全家一起健康过节。大多数时候,家人可能不会注意到这些概念,试试看把你的健康理念和他们一起分享。这会是一件对你和他们的健康都有帮助的事情。

在节日里可以开开心心地尝试一点假日美食。同时务必要花时间多锻炼,尽可能地坚持完成你平时的运动计划。

156."糖宝"在外用餐应该注意哪些

（1）吃饭记得按时按点：如果你正在服用血糖控制药物或者使用胰岛素,那么按时吃饭真的很重要,和吃什么一样重要。事先计划好可以帮助你避免出现低血糖问题。所以,如果你和朋友准备在外吃饭,约在你通常吃饭的时间点最好。如果饭店需要预约,你得为点菜和等待上菜时间预留提前量。如果饭店很火不让预约,最好避开高峰时间,避免长时间的等待。在任何情况下都为延迟进餐做好准备,比如随身携带几块饼干。

如果外出吃饭的点确实比你通常吃饭的点晚的话,你可以在你的饭点吃一份水果（含大约15克碳水化合物）,随后再吃正餐。

（2）点菜做到心中有数：如果你点的是单人份的食物,比如一份盖浇饭或者一份例汤,不知道分量的话最好问一下。虽然食物种类和做法和家里吃饭可能不一样,但吃的分量最好和家里保持一致。如果分量比家里的大,那就和朋友分享或是将剩余的打包外带。食物比例可参考圆形餐盘法则（本书第62页）。荤菜的选择顺序大概如下：鱼虾、鸡肉、牛猪羊肉,避免加工肉。

现在很多店家都会问顾客口味偏好,尽量要求少油少盐。如果点了有很多调味料的饭或菜,比如炸酱面、石锅拌饭或是东北大拉皮,请店家把酱料分开放,这样你就可以控制酱料的摄入了,一般放上1/3或一半的酱料量也会同样美味,尽量避免点油炸的或是裹面包粉的食物。如果大家点了这样的菜,吃的时候你可以把外壳剥开来吃。要注意有些看起来很健康的食物其实暗藏玄机：比如日本料理是相对比较清淡的选择,但是其中天妇罗是油炸食物,而寿司含有比较多的碳水化合物；又比如蔬菜沙拉是很健康的选择,但沙拉酱中油脂和热量都不低哦!

（3）饭后不妨遛弯回家：外出就餐在量上确实更难掌控。一不小心吃多了怎么办？别忘了"吃动两平衡"这件事。多吃进去的能量,咱们依靠活动来抵消。举个例子,以一个体重60千克的成年人来计算,100克熟米饭可以用30分钟左右的健步走来消耗。很多情况下,咱们也无需计算,多动比少动好,少动比不动好。下次有人请客吃饭,记得穿运动鞋哦!

157. 低血糖时选择什么食物更合适

如果在意识清楚的情况下,我们可以通过"15/15原则"来进行自我调整。什么叫"15/15原则"呢?很好记,很好学,也很管用。当血糖数值低于3.9 mmol/L或感受到身体发出的低血糖信号的时候,可以马上给自己含15克碳水化合物的食物,这就是第一个"15"。哪些食物含有15克碳水化合物呢?3~4片葡萄糖片、1勺果酱、1勺白砂糖、1勺蜂蜜、3块方糖、150 ml左右的果汁,这些都含有大约15克碳水化合物,能够帮助我们快速地升高血糖避免危险,同时又不至于补得太多,血糖飚太高。

巧克力、饼干、蛋糕、冰淇淋这些食物是不适合用来治疗低血糖的,因为这些食物油脂含量很高,消化有点慢,所以升糖的速度很慢。

我们再来看一下第二个"15",是15分钟等待时间。因为低血糖通常让我们感觉很不好,容易不停拿东西吃,反而会补过了,所以吃完含15克碳水化合物的食物,咱们需要等待15分钟再次测血糖,如还是低于3.9 mmol/L的话,重复进食一次含有15克碳水化合物的食物。

如果症状仍没有改善,要尽快去医院治疗。如果症状改善了,但离下一餐还有1个小时以上的话,可以再适量吃一点东西,比如一杯牛奶或者一份水果。

（八）运 动 管 理

158. 儿童糖尿病患者的运动目标是什么

1型、2型儿童糖尿病患者参加运动的目标有所不同。对于2型儿童糖尿病患者和糖尿病前期患者而言,运动可以提高胰岛素敏感性,增加细胞摄取血糖的能力,从而达到控制血糖的目的。对于1型儿童糖尿病患者来说,增强胰岛素敏感性虽然对于胰腺的功能影响不大,但能够降低外源性胰岛素的需求量。并且,运动能够减少这两种类型儿童糖尿病患者并发心血管疾病的风险因素和提高心肺耐力。另外,健康降体重和维持合理体重对于2型儿童糖尿病患者和糖尿病前期儿童极为重要,同样的1型儿童糖尿病患者也存在着超重和脂肪过多的问题,运动亦可以起到较好的防治效果。

159. 运动在糖尿病防治中的主要作用有哪些

第一,运动能促进肌糖原和血液中葡萄糖的利用。人在安静时,能量消耗大部分来自游离脂肪酸,人体通过有氧氧化的方式来供给能量维持生命活动。但在运动过程中,机体会动用骨骼肌中的糖原和血液中的葡萄糖。运动10～15分钟,消耗糖原和葡萄糖就会急剧增加,其后,越接近最大运动量,葡萄糖的利用率越大,因此运动有利于降低血糖。

第二,运动能抑制饭后血糖升高。研究发现,饭后进行运动可以有效地降低餐后血糖值。主要是运动消耗了肌糖原和血糖的缘故。这个意义比较重要,因为血糖的降低会减少胰岛素的分泌,减轻胰岛 β 细胞负担,有利于胰岛功能的恢复。另外,肥胖型糖尿病患者对自身和外来注射的胰岛素不敏感,通过运动使体重减轻后,可改善细胞对胰岛素的敏感性,从而使胰岛素的用量减少。

第三,运动可减少糖尿病并发症的发生。长期的体育锻炼使肌肉能更多地利用脂肪酸,降低甘油三酯、极低密度脂蛋白和低密度脂蛋白水平,增加高密度脂蛋白水平,增强脂蛋白酶活性,并促进新陈代谢,从而有助于降低血脂,预防和减少并发心脑血管疾病。

160. 儿童糖尿病患者坚持运动的益处有哪些

有规律的运动对儿童糖尿病患者的代谢可产生良好的作用。有氧运动和抗阻训练均能迅速并逐步改善胰岛素活性,使全身胰岛素活性快速提高,增强血糖控制和促进肌肉中脂肪氧化和储存,并持续 24～72 小时。

有氧运动是通过增加胰岛素敏感性来提高血糖摄取,抗阻训练是通过引起肌肉增加使血糖摄取增加,肌肉增加和胰岛素敏感性提高的降血糖作用是相互独立的,有氧运动和抗阻训练相结合的运动方式对于改善血糖较单独某一种形式的运动更为有效。

运动对血糖的影响与"糖宝"血糖水平、运动持续时间、运动强度、胰岛素水平、胰岛素敏感性及代谢水平等诸多因素有关。在低强度、中等强度的运动中和运动后 2～72 小时血糖水平都低于运动前水平。

161. 儿童糖尿病患者运动的适应证及禁忌证有哪些

运动的绝对适应证(像正常人一样运动):糖耐量异常者以及无显著高血糖和并发症的 2 型儿童糖尿病患者。运动的相对适应证(在医生指导下进行运动):①2 型儿童糖尿病患者有轻度并发症,如并发微量蛋白尿、无眼底出血的单纯性视网膜病、无明显的自主神经障碍者。②2 型儿童糖尿病患者合并肥胖,或并发轻中度高血压和/或高脂血症的肥胖患者。

为保证儿童糖尿病患者在运动锻炼中的安全,需要严格地遵守糖尿病运动禁忌证和限制运动指征。根据美国糖尿病协会(ADA)的相关规定,运动禁忌证包括:急性感染、糖尿病肾病、重症心脑血管病、糖尿病增殖期视网膜病变、空腹血糖大于 16.7 mmol/L、直立性低血压、足溃疡。限制运动指征包括:自主神经功能障碍、糖尿病性胃肠症、运动中呼吸费力、头晕、运动后疲劳消除不良。

162. 儿童糖尿病患者应如何进行运动前评估

并非所有的儿童糖尿病患者都适宜参加运动,在运动前进行相关的医学检查和运动能力测试是十分必要的。定期反复检查和测试也有助于观察运动效果。

(1) 询问病史及生活方式调查:运动前需要询问病史及进行生活方式调查,如日常饮食情况、是否有运动习惯等,以预估所能承受的运动强度。

(2) 血糖评估:血糖偏低或者血糖过高状态,都不适合运动,容易加剧血糖波动。

(3) 并发症评估:在开始体育锻炼之前,"糖宝"应进行全面医学检查和评价,特别是要对心血管、神经系统、肾脏和视力进行检查,因为糖尿病并发症常发生在这些系统或器官。"糖宝"如果有一些严重的或者不稳定的并发症,运动尤其要谨慎。比如血压控制不稳定、增殖期视网膜病变、自主神经功能病变或外周神经病变、糖尿病足等,盲目运动就非常容易引起运动损伤。

(4) 运动负荷试验:"糖宝"在进行低至中等强度的运动项目(如加快心率和呼吸的体力活动)时,无临床脑血管疾病(CVD)症状和低风险(未来 10 年发生心脏疾病的危险<10%)的糖尿病患者不必做运动负荷试验。中度风险(未来 10 年发生心脏疾病的危险≥10%)的"糖宝"或想要开始较大强度运动项目(≥60%最大摄氧量,能够明显加快心率和呼吸)的"糖宝",应该在医生的监护下进行心电图检查和血压限制性运动负荷试验。

163. 儿童糖尿病患者的运动形式有哪些

儿童糖尿病患者的日常运动形式应由有氧运动、力量运动和柔韧平衡性运动构成。

(1) 有氧运动:有氧运动即大肌肉群、有节奏的、持续性的运动。中等强度有氧运动包括:积极的娱乐活动(徒步、滑旱冰、滑板运动)、骑自行车、快步走、跳舞等;高强度有氧运动包括:活跃的游戏(跑步和追逐游戏)、武术、跑步、足球、游泳、乒乓球等。可以根据"糖宝"的兴趣爱好选择不同运动项目。

运动强度:中等强度有氧运动(40%～60%最大摄氧量)。已经进行中等强度运动的"糖宝"应考虑参加一些较大强度（＞60％最大摄氧量）的体育锻炼以获得更好的血糖控制效果。对于刚开始参加体育运动的"糖宝"或者运动能力较差的"糖宝"，可以从较低的运动强度开始（如30％最大摄氧量），随着锻炼时间的延长可以逐渐增加运动强度。

运动时间：每次持续20～60分钟的中等或高强度有氧运动。每天至少60分钟或更多的中等到高强度运动会获得更多益处。

运动频率：每周3～7次，运动间歇不超过2日，最好每天进行运动。

（2）力量训练：肌肉力量低下会增加儿童糖尿病患者失能、患病和死亡的风险，应重视"糖宝"的力量训练。至少每周3次高强度肌肉力量和增强骨强度的活动。如跑步、跳绳、篮球、抗阻训练等。为了防止运动中的血压剧烈升高，应注意掌握正确的技术动作，包括缩短持续时间和静力工作时间，以及减少运动中屏息。对瘦弱或者肌肉较少的糖尿病患者，抗阻练习更加重要。

（3）柔韧性和平衡练习：指南突出说明柔韧性训练与平衡性训练对糖尿病的帮助。虽然柔韧性和平衡能力的高低不能改善对血糖的控制，也不能替代其他运动方式，但可以改善"糖宝"的柔韧性及关节活动度。比如瑜伽、太极拳属于综合性练习，对"糖宝"的柔韧性、肌肉力量与平衡能力均具有较好的改善作用。常见的柔韧性训练方法有：压腿、踢腿、摆腿、压踝、提踵、挺髋、送髋、转髋、转腰、弯腰、转肩、压肩、压腕、点头、摆头等；平衡训练方法有：静态平衡训练（神经肌肉控制练习、闭眼单脚站立）、动态平衡训练（走直线、平衡木）。

（4）增加生活中的体力活动，减少静坐少动时间：增加生活中的体力活动（步行、上下楼梯）和减少静坐少动时间可以明显获益。

164. "糖宝"如何选择合适的运动项目

运动项目因人而异，尽量选择"糖宝"感兴趣的、缓慢轻松、利于长期坚持的项目，如步行、慢跑、快走、游泳、骑自行车、有氧健身操、太极拳等，以及适当的娱乐性而非剧烈对抗性的球类活动，应避免过度激烈紧张的对抗运动。运动项目不必是固定单一的，可以适当组合，例如步行与慢跑交替进行。上下楼梯、原地跑步等在运动场地或环境限制时可作为自选项目。以全身运动为宜，更有益于"糖宝"改善糖、脂代谢，提高身体功能。

鼓励没有禁忌证、视网膜病和在近期用激光治疗过的"糖宝"进行抗阻运动。有证据显示,有氧运动和抗阻运动二者相结合,对于控制血糖的效果优于单一运动方式。这种增加的益处,是来自于整体能量消耗的增多,还是来自于有氧运动和抗阻运动二者结合的运动方式特异性,尚未可知。

针对高胰岛素血症的"糖宝",可在有氧训练的处方中加入较低强度的力量训练项目,以期减轻胰岛素抵抗,增加骨骼肌的体积,增强力量素质,但必须注意不要过度加重心血管系统和骨关节系统的负担。尤其要注意的是静力性、力量性身体练习可能会由于需要憋气而对"糖宝"形成较大的安全隐患。

165."糖宝"如何把握运动时间

儿童糖尿病患者进行健身运动的时间安排应注意与饮食、药物治疗的协调配合。为防止低血糖发生,运动一般安排在饭后 1~1.5 小时进行为宜。运动、降糖药和胰岛素都会使血糖降低,所以避免在降糖药起作用的高峰期或注射胰岛素后立即运动,避免发生运动后低血糖,以及低血糖继发的运动意外,如晕倒、跌伤等,它们可能比低血糖本身对机体的损害更为严重。此外,胰岛素注射部位以腹壁脐下为好,避开运动肌群,以免加快运动肌群部位的胰岛素吸收,诱发低血糖。

具体运动持续时间应根据运动项目和个体情况而定。运动初始阶段的持续时间可稍短,尤其平时不常锻炼的"糖宝",初始阶段每次运动 5~10 分钟,随着机体逐步适应,持续时间逐渐延长,增至每次 40~60 分钟。

美国运动医学会(ACSM)建议运动持续时间应为 15~60 分钟。对于肥胖型"糖宝",在身体允许的情况下,建议每次运动持续 1 小时以上,这是因为人体内脂肪分解酶的活性通常在每次运动 20 分钟后开始上升,长时间的运动更有利于脂肪供能比例的增加,促进脂肪分解,从而达到降糖、缓解糖尿病症状和减脂、减体重的双重效果,但需要避免过长时间运动对关节和肌肉的损伤。

166."糖宝"如何控制运动频率

运动频率因人而异,要求持之以恒,才能获得明显而持久的效果。运动终止 3~4 天后,已获得的胰岛素敏感性改善会随之降低,运动效果会相应减退。因此,运动频率应以每周 3～5 次为宜,如果能坚持每天运动 1 次最为理想。对于肥胖型"糖宝"来说,在身体允许的情况下,建议每天都运动。

至于一天的运动密度,可以根据"糖宝"的爱好以及生活安排而定。但如果一天的体育运动分成两个时间段进行,则总的时间应超过一次运动时间,以达到同样的运动效果。

167. 不同并发症的"糖宝"应如何注意运动安全

（1）伴有视网膜病变的"糖宝"：可以选择中等强度以下、低撞击性的运动,如慢跑、步行、自行车、水中运动等。注意事项如下。

1）伴有中度无增生型糖尿病视网膜病变的"糖宝",应避免进行会引起血压大幅度升高的运动。

2）伴有严重无增生型糖尿病视网膜病变的"糖宝",应避免进行在运动中收缩压可超过 170 mmHg 的活动。

3）伴有增生型糖尿病视网膜病变的"糖宝",应避免进行大强度运动和撞击性运动,以及在运动中屏息。

（2）伴有自主神经病变的"糖宝"：运动注意事项有五项。

1）由于"糖宝"不能识别低血糖的症状和体征,应注意监测血糖,以及时发现低血糖反应。

2）由于"糖宝"不能感知心绞痛,应监控运动时的心电图变化及无症状性心肌缺血的症状和体征。

3）注意监测运动中的血压,以控制剧烈运动引起的高血压和低血压。

4）当不便监测运动中的血压和心率时,可以运用主观疲劳感觉来监控运动强度。

5）"糖宝"在热环境和冷环境中体温调节机制可能受损,要确保有专门措施来应对热病和寒冷性疾病。

（3）伴有外周神经病变的"糖宝"：运动注意事项有两项。

1）对于伴有外周神经病变的"糖宝"应采取正确的足部防护措施,预防足部溃疡;要采取特殊预防措施来防止脚上长水疱;脚要保持干燥,使用硅胶或空气夹层鞋垫,或者穿涤纶或混合物的袜子。

2）伴有严重外周神经病变的"糖宝"应限制负重运动,此类"糖宝"更容易耐受有助于损伤愈合的无负重运动项目,如功率车运动。

（4）伴有肾脏病变的"糖宝"：应采用低强度、中等强度运动项目，不要采用较大强度及以上强度的运动项目及高撞击性有氧运动项目，避免运动造成肾血流量减少，可推荐那些已经耐受的运动项目。

168. 怎样避免运动时低血糖

低血糖是参加运动的糖尿病患者面临的最严重问题，它是使用胰岛素或口服促进胰岛素分泌的降糖药的糖尿病患者最关心的问题。血糖水平<70 mg/dL（<3.89 mmol/L）即定义为低血糖，这是相对的。运动会发生急性血糖下降，即使在高血糖阶段，也会导致患者出现症状反应。相反，血糖的快速下降也可能不出现明显的症状。低血糖的常见症状包括颤抖、虚弱、异常出汗、焦虑、口手发麻、饥饿等。值得注意的是低血糖反应可延迟至运动后的48小时。因此，在运动实施的前、中、后均应谨慎进行血糖监测，尤其是开始实施或调整运动处方时。

运动时要考虑患者是否注射胰岛素和口服降糖药这两个因素。对于注射胰岛素的患者，改变胰岛素注射时间，降低胰岛素剂量，和/或增加碳水化合物摄取量都是预防运动中和运动后低血糖的有效措施。体力活动和口服降糖药物的潜在交互作用尚不清楚，缺乏有效研究。基于药物或运动的个体差异可能无法预测，在开始规律运动时，额外进行血糖监测来评估药物剂量是否需要改变是必需的。

（1）为了预防运动诱发的低血糖，运动前应根据血糖水平和运动强度调整碳水化合物的摄入量或药物剂量。美国糖尿病协会建议如表2-4。

表2-4　基于运动前血糖水平调整碳水化合物摄入及运动量

运动前血糖	碳水化合物摄入量及运动量调整
<5.0 mmol/L（<90 mg/dL）	①运动开始前，摄入15～30克的碳水化合物。②一些运动持续较短（<30分钟）或强度较大（负重训练，间歇训练等）运动，可能无须增加碳水化合物的摄入量。③持续较长时间的（>30分钟）中等强度运动，运动前需按照0.5～1.0 g/(kg·h)的比例补充碳水化合物
5.0～8.3 mmol/L（90～150 mg/dL）	根据运动类型和胰岛素用量，绝大多数人需按照0.5～1.0 g/(kg·h)的比例补充碳水化合物

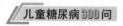

（续表）

运动前血糖	碳水化合物摄入量及运动量调整
8.3～13.9 mmol/L (150～250 mg/dL)	通过运动使血糖降至＜8.3 mmol/L（＜150 mg/dL）后，再开始补充碳水化合物
13.9～19.4 mmol/L (250～350 mg/dL)	①检测尿酮体，中度到重度尿酮阳性（≥＋＋）则不进行任何形式的运动。②尿酮阴性者，可以进行轻度到中等强度的运动。剧烈运动可能加重高血糖症，因此应在血糖＜13.9 mmol/L（＜250 mg/dL）时进行
≥19.4 mmol/L (≥350 mg/dL)	①检测尿酮体，中度到重度尿酮阳性（≥＋＋）则不进行任何形式的运动。②尿酮阴性者（或轻微），可调整胰岛素用量；可进行轻度到中等强度的运动，血糖水平下降前避免高强度运动

（2）当注射胰岛素或口服促胰岛素分泌的药物时，应及时检测血糖。为了减少运动诱发低血糖的危险性，应将胰岛素注射在活动幅度较小的腹部皮下组织内。随运动时间和运动强度的变化胰岛素给药量需减少或停止。持续到运动后12小时均减少胰岛素剂量可以避免低血糖。持续的血糖监测可以用来测定多天的血糖，评价运动即刻和持续效果。持续的血糖监测可以提供足够的信息用来调整胰岛素剂量、口服药物类型和碳水化合物摄入量。

美国糖尿病协会就运动量和胰岛素用量的建议如表2-5。

表2-5　胰岛素注射后90分钟内开始运动时胰岛素用量调整建议

运动强度	运动时间	
	30分钟	60分钟
小强度有氧运动（25%VO_{2max}）	－25%	－50%
中等强度有氧运动（50%VO_{2max}）	－50%	－75%
较大强度有氧运动/无氧运动（70%～75%VO_{2max}）	－75%	N－A
大强度有氧运动/无氧运动（≥80%VO_{2max}）	不推荐	N－A

注：N－A，因运动强度太大难以维持60分钟。VO_{2max}，最大吸氧量。

（3）为了预防运动诱发的低血糖，运动前应根据血糖水平和运动强度调整碳水化合物的摄入量或胰岛素注射量。

（4）为了最大限度减少夜间低血糖的危险，晚上运动时，应该适当增加碳水化合物的摄入量。

（5）结伴运动和在医生监督下进行体育锻炼可以减少低血糖带来的危险性。

169. 运动会让血糖上升吗

糖尿病患者在进行强度过大的运动时可使血糖水平明显升高,因此应该注意控制运动强度。对注射胰岛素或口服降血糖药的患者来说,高强度的抗阻练习常会诱发急性高血糖,而抗阻练习后数小时内发生运动后低血糖危险性也会增加,应注意在进行抗阻练习时,宜采用小强度、多次重复的运动方式。除此之外,调整胰岛素用量,减少饮食中碳水化合物的摄取及多饮水也能在一定程度上防止运动中或运动后血糖的上升。

170. 哪些情况下"糖宝"不宜运动

并不是所有的"糖宝"都能进行运动锻炼,在某些情况下,要禁止进行运动锻炼,例如血糖过高、胰岛素用量过大、血糖波动较大的"糖宝";感染包括结核感染、发热的"糖宝";酮症酸中毒及合并心脏病、高血压病(肾病)的"糖宝";2 型糖尿病中的消瘦"糖宝";胰岛素作用敏感的"糖宝";注射胰岛素后未进餐及眼底病变严重的"糖宝";呕吐、腹泻后有低血糖倾向的"糖宝"等。此外,要注意运动不要太过激烈,应根据"糖宝"年龄及健康状况坚持长期的有氧运动。

171. "糖宝"运动时还要防范哪些风险

(1) 充分的准备活动和整理活动:每次运动前都必须做 10～15 分钟充分的准备活动,运动后必须进行 10～15 分钟的整理活动。

(2) 循序渐进,持之以恒:运动应循序渐进,从小运动量开始,慢慢增加运动强度和延长运动时间,使内脏器官有一个适应过程,心率上升不致过快。慢性并发症应限制运动量,若出现胸闷、头晕或其他明显不适,应立即停止运动,原地休息;若症状不能缓解,要及时到就近医院诊治。运动结束前应进行至少 5 分钟的渐缓运动,切勿突然停止运动。"糖宝"应选择自己喜爱的运动方式,做到持之以恒。此外,运动必须与饮食、药物治疗相结合。

(3) 适时调整运动处方:如果没有条件做运动负荷试验,简单的方法是根据运动后的感觉来判断运动量是否适宜。如果运动量适宜,表现为运动后有发汗,稍感肌肉酸痛,休息后肌肉酸痛消失,饮食、睡眠良好,身心舒畅,有运动欲望。如果运动量不足,表现为运动后身体无发热感、无汗、脉搏无变化或2分钟内恢复,可适当增大运动强度,增加运动量。如果运动量过大,则表现为运动时不能自然交谈,运动后大汗、胸闷、气促,明显疲倦,饮食、睡眠差,次日身体乏力,无运动欲望,应降低强度,减少运动量。运动处方应随着"糖宝"的实际运动能力、疾病状况、适应性等改变而适时调整,以达到防治糖尿病的最佳效果。

172. 儿童青少年与成年糖尿病患者运动项目有哪些区别

(1)所有糖尿病患者都应积极运动:青少年儿童的1型糖尿病、2型糖尿病或者糖尿病前期,都能从运动中获益。青少年与儿童1型糖尿病获益尤其明显,可改善生活质量。

(2)每天运动时间要求不同:青少年儿童糖尿病,每天要求至少60分钟以上的有氧运动。成年糖尿病患者至少运动30分钟以上。

(3)青少年运动强度要求高:青少年儿童糖尿病,要求进行中等强度或者高强度的有氧运动。成年人一般要求中等强度有氧运动。

(4)运动类型要求多:青少年儿童糖尿病,要求每周进行至少3次高强度的强化骨骼与肌肉的运动。大多数人了解有氧运动的重要性,但是容易忽视对肌肉和骨骼的锻炼。针对青少年与儿童,建议可以根据喜好,选择如下刺激肌肉与骨骼的锻炼方式:

对抗性球类运动:网球、篮球、足球、排球等。

肌肉力量训练:深蹲、硬拉背部、负重弓箭步走、俯卧撑、哑铃操。

骨骼力量训练:单腿跳、双腿跳、跳绳、跳舞等各种跳跃训练。

173. 什么是有氧运动和无氧运动

人体在运动过程中骨骼肌的舒缩活动是需要消耗能量的。骨骼肌舒缩活动时能量供应的直接来源是储存在肌细胞内的三磷酸腺苷(ATP)。

骨骼肌中以ATP形式储存的能量很少,仅能供给肌肉收缩3秒钟时间。磷酸肌酸(CP)是最快为ATP再合成提供能量的高能磷酸化合物。但骨骼肌细胞内储存的CP含量也很少,储存的ATP和CP总量仅能维持肌肉运动不足 8 秒钟。

肌糖原无氧酵解生成乳酸,同时释放大量能量供 ATP 再合成。肌糖原无氧酵解过程并不需要氧供应,但单位时间内可以提供大量的能量。由于生成的乳酸导致肌细胞内 pH 下降,使糖酵解酶的活性下降,而大量乳酸生成后,乳酸从肌细胞内扩散到细胞外液,引起机体内环境酸碱平衡失调,从而降低机体的运动能力,因此肌糖原无氧酵解供能时间较短,不能维持长时间大强度的运动。

糖和脂肪的有氧氧化是长时间中等强度骨骼肌收缩的重要能量来源。糖和脂肪的有氧氧化产物主要是二氧化碳和水,二氧化碳随血液运输到肺部,通过呼吸排出体外。因此,运动过程中以何种方式为骨骼肌收缩提供能量,取决于运动的强度和运动的持续时间。在运动过程中一般不存在绝对的有氧供能和无氧供能,只是以运动过程中以何种供能系统为主来提供能量。

运动生理学从能量供应的角度将运动划分为有氧运动和无氧运动。

有氧运动是指人体长时间进行以有氧代谢(糖和脂肪等有氧氧化)供能为主的运动。肌肉要持久地工作,必须有充足的能量供应。因此,充分的氧供应及其糖和脂肪的有氧氧化能力是影响有氧耐力的关键因素。常见的有氧运动项目有:步行、快走、慢跑、竞走、滑冰、长距离游泳、骑自行车、打太极拳、跳健身舞、跳绳/做韵律操,球类运动如篮球、足球等。有氧运动特点是强度低、规律性、不中断和持续时间长。

无氧运动是指机体在无氧代谢情况下较长时间进行的肌肉活动。进行强度较大的运动时,体内主要依靠糖无氧酵解提供能量。因此,无氧耐力的高低主要取决于肌肉内无氧糖酵解供能的能力、缓冲乳酸的能力以及脑细胞对血液 pH 变化的耐受力。

尽管糖和脂肪的有氧氧化同属于有氧氧化供能系统,但在长时间有氧运动过程中的不同时间,糖和脂肪的供能比例也是不同的。由于脂肪氧化过程比糖的氧化过程步骤更复杂,需要参与的代谢酶系统更多,酶的活性的动员需要更长的时间,因此在有氧运动开始阶段(一般 20~30 分钟),糖的供能比例高于脂肪。随着运动时间的延长,糖的供能比例逐渐下降,而脂肪的供能比例逐渐上升。有研究表明,在持续 3 个小时的有氧运动后,脂肪的供能比例上升到最高,接近 100%。由此可见,肥胖型糖尿病患者的运动方式不仅需要把无氧供能的比例降低到最低水平,而且需要进行长时间中小强度的有氧运动,才能获得理想的体重控制效果。

174. 雾霾天可以进行户外体育运动吗

雾霾天不可以进行户外体育运动，尤其是中等程度以上的雾霾天。

根据形成雾霾的空气中微粒的体积大小和浓度含量高低，对人体的影响有所不同。目前预报雾霾的等级或程度是以 $PM_{2.5}$ 的大气中浓度含量为主要依据。所谓 $PM_{2.5}$，即空气中的微粒直径大约在 2.5 微米，这样大小的微粒可以进入人体的肺泡，对人体产生危害，也可称为"入肺微粒"。雾霾中微粒的体积越小，对人体的危害越大。长时间暴露在雾霾空气中，人体感到呼吸不畅、咽干舌燥、咽喉发痒、咳嗽、胸闷等很多不适，严重雾霾还可增加心血管系统和呼吸系统慢性疾病急性发作的概率。

体育运动时由于肺通气量的明显增加，吸入肺泡内的污染微粒也会随之增加。安静状态下正常成年人每分钟吸入空气 6～8 升，每分钟消耗氧气 0.2～0.3 升。在运动过程中，肺通气量急剧增加，中等强度运动过程中（心率 140～150 次/分），每分钟的通气量可增加至 80～100 升，剧烈运动时每分钟肺通气量可达到 140 升以上。如果在空气严重污染的雾霾天，进行 1 小时的体育运动，可以想象有多少污染微粒进入肺泡内。因此，中度污染的雾霾天，坚决不能进行室外体育运动。

雾霾天的空气污染是大范围的，公园、绿地、树林的空气同样受到污染。室内外的空气是流通的，因此雾霾天也很难保证室内空气质量不受影响。

体育健身活动对体质增强和健康促进作用是经过长期的锻炼后才能获得，是一种长期的人体对运动的适应性变化，偶然一次或者几次中断健身活动，并不会对健康产生不良影响。而雾霾天对健康的危害是直接的，雾霾天进行体育健身活动，不但收益甚少，反而对健康产生不良影响。

因此，中等程度以上的雾霾天不要进行体育运动。

3

三、

>>>

血糖监测和定期检查

（一）血糖影响因素和控制目标

175. 血糖为什么会变化

正常人血糖的产生和利用处于动态平衡状态,这使得血糖保持在一个大致正常的范围内。因此,血糖会受到血糖来源影响,也受到血糖去路的影响。

血糖的来源包括:①食物消化、吸收;②肝内储存的糖原分解;③脂肪和蛋白质的转化。

血糖的去路包括:①氧化转变为能量;②转化为糖原储存于肝脏、肾脏和肌肉中;③转变为脂肪和蛋白质等其他营养成分加以储存。

胰岛素是体内唯一可降低血糖水平的激素,肝脏储存肝糖原。此外,血糖水平还受神经、内分泌激素的影响,如精神兴奋。由于上述影响血糖的因素在不断发生改变,因此血糖也在持续发生改变,而不是一成不变。

176. 血糖变化是好事还是坏事

血糖变化是一个正常的过程,包括餐后血糖的升高,到下一餐前血糖又发生的降低,合理范围内血糖的升高和降低意味着身体可以具有对血糖进行调节的能力。但同时,过度的血糖变化也意味着机体调节血糖能力的失调,包括血糖的过度升高——高血糖症,血糖的过度降低——低血糖,这些情况都对机体发生伤害。

177. 什么时候血糖会升高

如上所述,影响血糖的因素有很多。所有增加血糖来路、减少血糖去路的因素都会导致血糖升高。

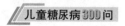

178. 什么时候血糖会出现下降

同上，所有减少血糖来路、增加血糖去路的因素都会导致血糖下降。

179. 哪些因素会引起血糖升高

进食导致血糖升高（碳水化合物可直接转化为血糖，脂肪和蛋白质同样可以转化为葡萄糖）。各种事情导致的精神紧张、亢奋，交感神经兴奋、胰岛素未注射及感染也会导致血糖不同程度的升高。

180. 哪些因素会引起血糖降低

葡萄糖可氧化产生能量，运动消耗能量，因此运动是较为直接导致血糖降低的行为。

181. 有哪些方法可以让血糖波动幅度减少

减小血糖变化的重要方式是改善饮食结构，进食时少摄入升糖指数（GI）高的食物，如精制米面食物；多摄入膳食纤维、蛋白质等低 GI 的食物，可以使血糖升高延缓，减少血糖波动。而在 2 型糖尿病患者中，少摄入高 GI 的食物，有时也可降低餐前低血糖的发生，减少血糖波动。

182. 为什么要控制血糖在目标范围内

在急性期，升高的血糖可能导致糖尿病急性并发症如糖尿病酮症酸中毒、糖尿病高渗昏迷等。长期血糖升高可导致糖尿病慢性并发症的发生，并导致严重的后果。世界范围内多项大型研究都证实，糖尿病患者降低血糖水平，可以显著降低微血管并发症如糖尿病视网膜病变、糖尿病肾病以及糖尿病周围神经病变等的发生率。而低血糖则可能是比高血糖更危险的情况，如出现严重低血糖，短期内就可能导致严重的神经系统并发症。因此，控制血糖在目标范围内是所有糖尿病患者的目标。

183. 儿童和青少年的血糖控制目标是什么

儿童和青少年处在身体的成长和发育阶段,不同年龄段应对应不同的血糖管理目标(表3-1)。

表3-1　美国糖尿病协会2010年制定的儿童及青少年1型糖尿病控制目标

年龄段	血糖值(mmol/L)		糖化血红蛋白值
	餐前	睡前/夜间	
幼儿~学龄前(0~5岁)	5.6~10.0	6.1~11.1	<7.5%
儿童(6~12岁)	5.0~10.0	5.6~10.0	<7.5%
青少年(13~18岁)	5.0~7.2	5.0~8.3	<7.5%

184. 为什么"糖友"需要在家监测血糖

糖尿病控制的好坏,只有通过测量血糖值来衡量。糖尿病属于慢性疾病,患者在家自我管理的时间远远大于在医院的时间,因此在家监测血糖是糖尿病管理中不可缺少的组成部分。

有些患者因为得了糖尿病,饮食上受到非常大的限制,影响生活质量,而规范的血糖监测能够帮助患者指导自己每天的饮食、运动和用药,养成良好的自我管理习惯能显著提升患者的生活质量;也能帮助患者及时发现问题,有针对性的就医;医生能够应用在家监测的血糖数值,判断血糖变换的趋势,帮助患者找到最合适的治疗方案。

血糖达标是防止和减缓糖尿病急性和慢性并发症的必要条件之一,很多患者平时不注意或者忽视了血糖监测,没有及时调整治疗方法,长期处于高血糖和血糖波动的状态,耽误了治疗的最佳时机,其后并发症出现,将给患者本人和家属造成很大的痛苦。

（二）如何测量血糖

185. 有哪些测量血糖的方法

按照测定血糖所需要的样本，目前有以下几种测量血糖的方法。

（1）快速末梢血糖测定：多用于家庭监测。

（2）静脉血糖测定：抽取静脉血后分离血清，测定血清血糖，需在医院进行。

（3）糖化血红蛋白测定：抽取静脉血，使用全血测定糖化血红蛋白。

（4）组织间液血糖测定：通过机器感知监测电信号监测血糖，这是一般的动态血糖监测获知血糖值的方法。

186. 口服葡萄糖耐量试验怎么做

葡萄糖耐量试验一般用于糖尿病的诊断，多采取口服葡萄糖耐量试验（OGTT）。

（1）试验前空腹 8 小时以上，抽取空腹血测空腹血糖。

（2）75 克无水葡萄糖粉（儿童可按每千克体重 1.75 克计算，总量不超过75 克）溶于 300 毫升温开水中，5 分钟内饮用完毕。

（3）从饮用第一口糖水开始计 2 小时再次抽血测餐后 2 小时血糖。也可分别采测空腹及饮糖水后 30 分钟、60 分钟、90 分钟、180 分钟血糖，可根据临床需要由医生决定。

187. 可以在脚趾上测血糖吗

不建议。糖尿病的并发症中糖尿病足发生率较高，足部要给予更好的保护,尽量不要让其受伤,并且足部平时穿着鞋袜不透气,活动多,有了创口不容易愈合,反而容易感染。

188. 末梢血糖和静脉血糖有差别吗

静脉血糖是测量血糖的金标准,而末梢血糖的测量有可能受到各种因素的影响,准确性略低于静脉血糖。一是因为二者的采血部位不同,人体的血液循环是从动脉经过毛细血管再进入静脉,因此在血液流入静脉前,身体已经利用了一部分葡萄糖,从检测结果上看静脉血糖应略低于手指末梢的毛细血管血糖,在餐后 2 小时较为明显。二是因为静脉采血使用的是血浆或血清,在仪器离心分离时去除了血细胞,而手指上采集的毛细血管血糖则使用全血检测,包含血细胞。血细胞中的葡萄糖水平比血浆和血清中的低,使得检测的手指末梢毛细血管血糖略低于静脉血糖,在空腹时较为明显。

总体上说,两者的检测都是准确的,数值间通常也没有显著差异,而且这种差异不足以影响到病情的判断和治疗方案的选定。因此,患者也不必去纠结这些细微的差别。且末梢血糖有快速和及时的特点,对于家庭血糖监测、血糖波动、低血糖的判断都具有重要的意义,但糖尿病患者仍应定期至医院检测静脉血糖。

189. 末梢血糖一般每天需要测几次

根据病情阶段、用药情况,测量次数都有不同。

病情不稳定、血糖波动大的时候,一般建议增加检测次数,如每天测量餐前、睡前血糖 4 次(三餐前+睡前)和 3 次餐后(三餐后 2 小时)血糖。如血糖控制稳定,用药持续无变化,检测的次数则可以减少。而如果出现如饥饿、心慌、头晕等可疑低血糖症状,应该立即进行检测。

具体末梢血糖监测的次数和频率还需要具体咨询医生。

190. 空腹血糖的定义是什么

精确的空腹血糖的定义,一般指的是空腹 8～10 小时状态的血糖。

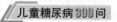

191. 餐后 2 小时血糖的定义是什么

从进食第一口食物开始算,2 小时后的血糖为餐后 2 小时血糖。

192. 在什么情况下我们要立刻测血糖

出现可疑低血糖症状的时候需要立即测血糖,如出现饥饿、冷汗、头晕等。婴幼儿糖尿病患者不能描述症状,一般会出现不明原因的哭闹或者表现为乏力等,都需要警惕低血糖的发生。

（三）血糖测量设备

193. 如何购买指尖血糖仪

目前的指尖血糖仪多采用的是葡萄糖氧化酶法,这是一项已经很成熟的技术,因此只要从正规渠道购买合格血糖仪产品均可。

194. 指尖血糖仪和动态血糖仪的差别是什么

指尖血糖仪为单次采血,动态血糖仪一般是一次性植入,可以获取较长时间的血糖(一般为3~7天)。动态血糖仪可以获得一段时间内较连续的血糖变化情况,适合密集的血糖监测期,但价格可能较高。指尖血糖仪适合于血糖较稳定,不需要密集测血糖的情况。

195. 冬天血糖仪突然不工作了怎么办

血糖仪的正常工作温度一般为8~44 ℃。冬天气温较低,如果低于5 ℃的话,血糖仪会出现错误代码而不能进行测试。所以冬季测量血糖最好在屋内进行。此外,不仅血糖仪需要在适合温度下测试,血糖试纸也应该在相应温度下测试才能达到最佳效果。冬季测试血糖前如果手较冰冷,可以先搓下手促进血液循环,有利于血糖测试。

196. 好几个血糖仪测得的数据都不一致,我到底应该相信哪一个

不同血糖仪、不同型号、不同一滴血测得的血糖数值肯定会有误差,没必要不断比较、耿耿于怀,只要你的血糖仪校正在正常范围就可以。

197. 什么是动态血糖监测系统

动态血糖监测系统为糖尿病患者提供持续且实时的血糖值和血糖水平趋势信息。一直以来，医生都把血糖监测列在糖尿病管理的第一项，传统的指尖血糖采血给人带来疼痛的恐惧感让很多人望而生畏。动态血糖仪的出现，在血糖检测领域是一项巨大的革新。

根据《中国动态血糖监测临床应用指南（2012 年版）》定义，动态血糖监测（CGM）是指通过葡萄糖感应器监测皮下组织间液的葡萄糖浓度而间接反映血糖水平的监测技术，可以提供连续、全面、可靠的全天血糖信息，了解血糖波动的趋势，发现不易被传统监测方法所检测到的高血糖和低血糖。

动态血糖监测系统由葡萄糖感应器、线缆、血糖记录器、信息提取器和分析软件等部分组成，感应器由半透膜、葡萄糖氧化酶和微电极组成，借助助针器植入受检者腹部皮下，并与皮下组织间液中的葡萄糖发生化学反应产生电信号，每几分钟获得血糖数据并通过存储器记录下来。

动态血糖技术目前分为回顾式和实时两种。回顾式 CGM，顾名思义，就是戴上之后传感器负责收集数据，在一定的时间后导出这些数据并进行分析，医院里常用的就属于这一类型。实时 CGM 也很好理解，就是戴上后随时能看到血糖值，并且在高血糖和低血糖时就会预警，"糖友"可以在日常生活中摸索自己的血糖波动规律。

回顾式 CGM 在医院的使用场景一般是这样的，患者在医院戴上 3 天，医生在 3 天后读取血糖数据并进行分析，在佩戴的 3 天时间内，这个动态血糖监测系统每 5 分钟发出一个血糖值，一天储存 288 个数据，佩戴者需要每天测量 4 次指尖血用于校准。

科学家们把传统血糖仪和动态血糖仪做了形象的对比，传统血糖仪数值（BGM）就像是"快照"，动态血糖监测（CGM）就是"电影"。

198. 动态血糖仪的原理是什么

动态血糖监测系统的原理是电化学反应。人体血糖循环的过程中，血液经主动脉以及各支流进入毛细血管与组织液进行物质交换，供给组织细胞氧和营养物质，运走二氧化碳和代谢产物。其中的营养物质就包括葡萄糖。

传感器的电极部分进入人体的皮下组织后,通过半透膜过滤使得组织液内的葡萄糖与电极上携带的葡萄糖氧化酶反应产生葡萄糖酸和双氧水,双氧水分解生成与葡萄糖相应的电子,电信号通过电极传输到传感器的记录元件中。再通过一定相关还原即可通过组织液内电化学反应来得出血液中的血糖值。

199. 购买动态血糖仪有哪些选择

目前市场上的动态血糖仪有回顾性动态血糖仪和实时性动态血糖仪两种。回顾性一般是医院常用,一次性佩戴 3 天后获取这 3 天的数据,此类血糖仪存在价格高昂、不能实时获得血糖的缺点,一般仅在医院使用。家庭使用的动态血糖仪建议购买实时性动态血糖仪,具体的品牌和型号可根据经济状况、病情程度,在获得医生建议后进行购买。

目前在市场上能够购买到的面向个人用户的主流动态血糖仪来自三家国外的公司,分别雅培(Abbott)、美敦力(Medtronic)和德康(Dexcom),雅培的产品已经于 2017 年初正式进入国内开始销售,其余的产品目前还主要在欧洲、北美、澳大利亚等地销售。

除此之外,国内亦有不少公司正在开发动态血糖仪,产品也在不断完善中。"糖友"可向熟悉动态血糖仪的内分泌专科医生咨询。

200. 如何使用便携式血糖仪

市面上有多种不同的血糖仪,其使用方式会略有不同。这里我们就使用方式给出一般建议,在具体操作中以产品所附的使用说明书为准。建议使用步骤如下。

(1) 安装针头和采血笔、调节针头深度数字。

(2) 调节血糖仪上的条码。

(3) 用 75% 酒精擦拭用于采集血液的手指指腹。

(4) 待酒精干了之后,将试纸条插入血糖仪指定位置。

(5) 用采血针扎酒精擦拭过的手指指腹。

(6) 手指指腹出血后贴到试纸条边,使血液渗满测试区:①用棉棒或酒精棉压住采血的手指止血。②等待血糖仪显示读数。

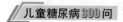

201. 血糖仪的存放要注意什么

血糖仪的存放首先要注意温度控制,血糖仪的正常工作温度一般为8～44℃,湿度为20%～80%。温度过低或者太过潮湿会导致血糖仪无法正常运行。因此,注意不要误将血糖仪和胰岛素一同放入冰箱。在寒冷的冬天,建议在室内进行血糖测试,有必要的话可以在被窝里捂捂热再使用。

其次,血糖仪应当存放在干燥通风的地方,并且保持清洁以确保测试结果不受影响。可以用软布对仪器进行擦拭,以防灰尘等落入仪器中。

最后,由于血糖仪是电器,安全起见,若是长期不用,建议将血糖仪中的电池取出另外妥善放置。

（四）糖化血红蛋白

202. 什么是糖化血红蛋白

糖化血红蛋白是红细胞中的血红蛋白与血清中的糖类相结合的产物。它是通过缓慢、持续及不可逆的糖化反应形成,糖化血红蛋白的浓度取决于血糖浓度以及血糖与血红蛋白接触的时间,而与抽血时间、患者是否空腹、是否使用胰岛素等因素无关。糖化血红蛋白由 HbA1a、HbA1b、HbA1c 组成,其中 HbA1c 约占 70%,且结构稳定,因此常被用作糖尿病控制的监测指标,一般可反映糖尿病患者过去 2～3 个月的血糖水平。

203. 糖化血红蛋白的正常值是多少

一般糖化血红蛋白的正常范围是 4%～6%,但根据不同医院检测方法和仪器不同,正常值范围可有轻度差异。但对于糖尿病患者,根据患者的病程、合并并发症情况、年龄等,要求达到的糖化血红蛋白的水平可有所不同。

204. 应该怎样测量糖化血红蛋白

糖化血红蛋白不受抽血时间、是否空腹、是否使用胰岛素等因素影响,因此任意时间抽静脉血测定糖化血红蛋白皆可。

205. 多久需要测定一次糖化血红蛋白

糖化血红蛋白反映前 2～3 个月的机体血糖水平,因此建议每 3 个月测定一次糖化血红蛋白。如患者血糖控制长期稳定,也可适当延长糖化血红蛋

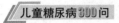

白的测定时间。

206. 测糖化血红蛋白需要空腹吗

不需要。

207. 什么情况下糖化血红蛋白会不准确

由于糖化血红蛋白是血红蛋白和血糖接触产生的物质,因此患有血红蛋白异常性疾病的人群,糖化血红蛋白不能真实反映血糖情况。

208. 都说糖化血红蛋白是"金标准",是不是测了糖化血红蛋白,家庭血糖监测就没必要了

糖化血红蛋白可反映一段时间内血糖控制的总体情况,但对于每天到底是空腹血糖高还是餐后血糖高,是否有低血糖等都不能反映。因此,家庭血糖监测仍然是非常必要的。

209. 什么是糖化血清蛋白

糖化血清蛋白和糖化血红蛋白的产生类似,顾名思义糖化血清蛋白是血清蛋白和血葡萄糖接触产生的物质。由于血清蛋白合成比血红蛋白快(血清蛋白半衰期约20天),所以糖化血清蛋白的浓度反映的是近1～3周血糖的情况。在临床上糖化血清蛋白监测与糖化血红蛋白监测一般结合使用。

（五）定期检查，预防慢性并发症

210. 糖尿病患儿应该定期做哪些检查

为了减少和延缓慢性并发症的发生，建议糖尿病患儿对下列项目进行定期检查（表 3-2）。

表 3-2　糖尿病患儿定期检查项目

项　　目	复查周期	临床意义
血压	每月 1 次	代谢指标
体重、身高	每月 1 次	代谢指标
糖化血红蛋白	每 3 个月 1 次	3 个月平均血糖
生化全项	每年 1 次	代谢指标
24 小时尿微量白蛋白	每年 1 次	肾脏保护情况
眼底检查	每年 1 次	眼睛保护情况
足部神经及血管检查	每年 1 次	足保护情况
颈部及四肢血管检查	每年 1 次	大血管保护情况
血常规、生化、心电图	每年 1 次	常规检查

211. 糖尿病对眼睛会造成什么影响

糖尿病可能会造成眼表的损伤、增加代谢性白内障的发生率，最严重的是造成糖尿病视网膜病变。糖尿病的病程和高血糖的严重程度是发生糖尿病病变的最主要危险因素。在多数病例中糖尿病引起的致盲性并发症是可以预防或者减轻的。最重要的手段是定期进行眼科检查。

212. 糖尿病儿童什么时候做眼底检查

许多有关1型糖尿病患者的研究报告指出,青春期以前的儿童很少发生威胁视力的视网膜病变。在1型糖尿病中,通常在糖尿病发病后6～7年才会发生明显的视网膜病变。因此,1型糖尿病患者应当在发病后3～5年时开始接受眼科检查,以便能够发现绝大多数需要接受治疗的病例,以后每年复查一次。

213. 糖尿病儿童眼部检查的项目有哪些

眼部检查需要包括的项目为:最佳矫正视力、裂隙灯检查、眼压、散瞳后的眼底检查(包括玻璃体和周边视网膜)。这些检查都不会对眼部造成损伤,应该每年复查一次。除此以外,还有一些特殊的检查可以帮助诊治。包括:彩色眼底照相、光学相干断层扫描成像、荧光素眼底血管造影和超声扫描。这些检查应该由眼科医生来评估是否进行。

214. 眼底检查可能会发现哪些异常

应当对下列常常引起视觉损伤的特征进行详细的检查：①黄斑水肿;②视网膜新生血管;③视网膜出血和渗出;④玻璃体或者视网膜前积血。

215. 发现眼底并发症应如何进行治疗

根据病情,可以选择视网膜激光光凝术、抗新生血管药物玻璃体腔注射、玻璃体切除手术等方案,进行糖尿病视网膜病变的治疗。

216. 什么是糖尿病肾病？糖尿病肾病是如何产生的

糖尿病肾病是糖尿病最常见的微血管病变之一。由于高血糖的长期刺激,使肾脏长期处于高灌注、高滤过的超负荷状态,在此基础上结合遗传因素的共同作用,产生一系列内分泌和血流动力学紊乱,可对肾脏的结构和功能产生全方位的影响,造成肾脏的各部分,包括肾小球、肾小管、肾间质和肾血管在内,发生病理改变,并最终导致肾功能损害甚至衰竭。

217. 糖尿病肾病的主要发病过程是怎么样的呢

糖尿病肾病的发生发展是一个潜移默化的长期过程。典型的糖尿病肾病主要分为五个阶段。

一期和二期分别称为肾小球高滤过期和正常蛋白尿期。这两期可以没有任何的不适症状,化验检查也可以完全正常,然而肾脏的一些结构已经开始悄悄地发生病变,可以出现肾小球体积增大、基底膜增厚等。如果此时能开始良好地控制血糖,病变可以停止甚至可逆。

三期是早期糖尿病肾病期,尿常规检查依然可以正常,但是尿微量白蛋白排泄率已经出现升高,此时良好的血糖和血压控制依然能延缓甚至使肾脏的病理改变静止。

四期是临床糖尿病肾病期,尿常规蛋白出现阳性甚至可有大量蛋白尿,此时应积极治疗糖尿病、控制血糖,避免肾功能恶化进展至肾衰竭期,以致最终需要通过透析或者移植替代肾脏的功能。

218. 如何早期发现糖尿病肾病

1 型糖尿病由遗传因素导致,胰岛功能本身无法逆转。1 型糖尿病患者有 30%～40%可合并糖尿病肾病,通常出现在发病后的 5 年及以上。持续微量白蛋白尿是糖尿病肾病出现的典型特征。糖尿病肾病的筛查也十分简单,一个普通的尿常规或者尿微量白蛋白/肌酐即可分晓。因而病程 5 年及以上的 1 型糖尿病患者每年至少进行一次相关的尿液检查,其他检查还包括肾功能、肾脏 B 超等,也可列为一并检查的项目。

219. 一旦出现糖尿病肾病应如何治疗呢

总体治疗与糖尿病的治疗一致。血糖和血压控制在糖尿病肾病的治疗中占据核心地位。合并糖尿病肾病时,最佳糖化血红蛋白的目标推荐值为＜7%,血压则至少应低于 140/90 mmHg。肾功能正常的糖尿病肾病患者首选血管紧张素转换酶抑制剂（ACEI）和血管紧张素Ⅱ受体拮抗剂（ARB）类药物；尤其适用于合并蛋白尿的情况，有助于减少尿白蛋白的漏出。

饮食宜优先保证充足的热量摄入，蛋白质摄入不宜过多，肾功能正常时可按照 0.8 克/（千克·日）的标准。当已经出现大量蛋白尿、水肿、肾功能不全时应给予低蛋白饮食 0.6 克/（千克·日）。此外可联合口服复方 α 酮酸避免营养不良、延缓肾功能恶化；口服降脂药物调节血脂、改善血管内皮功能。

肾衰竭患者可根据条件，选择血液透析或者腹膜透析、肾移植或胰肾联合移植。

220. 糖尿病肾病可用哪些降糖药物呢

针对 1 型糖尿病，无论是否合并糖尿病肾病，胰岛素和胰岛素类似物依然是治疗的首选药物。在应用胰岛素的基础上联合使用 α 糖苷酶抑制剂或噻唑烷二酮类可用于改善胰岛素抵抗状态。肾功能正常时也可按需酌情联用双胍类药物、GLP-1 受体激动剂和 DPP-Ⅳ 抑制剂，新型药物 SGLT-2 抑制剂有应用的报道，但是具体疗效依然有待更多的临床观察；肾功能异常时上述药物均不宜应用。磺酰脲类、格列奈类均不适用于 1 型糖尿病的治疗。

221. 糖尿病肾病的血糖控制目标有没有具体的标准

糖尿病肾病的血糖控制原则与糖尿病基本相同。目前推荐的糖尿病肾病最佳糖化血红蛋白的目标推荐值为 <7%，空腹血糖 5.0～7.2 mmol/L，餐后血糖 <7.8 mmol/L。在注射胰岛素控制血糖同时合并肾功能明显减退的糖尿病肾病患者，由于胰岛素代谢延缓、作用时间延长，因而需谨防低血糖发生，注意胰岛素用量的适当，优选短效胰岛素或者速效胰岛素类似物，空腹血糖目标可升高为 5.6～7.8 mmol/L。

222. 糖尿病周围神经病变临床上有什么典型表现及危害

糖尿病周围神经病变以远端对称性多发性神经病变最为多见，另外也有局灶性非对称性神经病变。临床上可表现为双手手套样和双足袜子样麻木、针刺样痛、蚁行感、烧灼感、刀割样感觉异常,甚至出现任何轻微触摸或接触可诱发剧烈疼痛表现,夜间加重。常合并自主神经病变,如出汗减少、皮肤干燥、血管舒缩障碍、皮肤颜色改变等。很多患儿以容易造成手、足部无疼痛性损伤而就诊,如手足部反复受伤、溃疡等。

223. 是什么引起糖尿病周围神经病变

糖尿病周围神经病变是由多种致病因素共同导致的。包括高血糖所致渗透压改变和糖基化终末产物形成、微血管病变、氧化-应激反应、神经营养素和神经生长因子不足等多因素作用下,造成神经细胞损伤、坏死,出现片段性、进展性脱髓鞘病变,神经轴索消失;另外,神经内抗原蛋白漏出,激活自身免疫反应,产生神经自身抗体导致神经细胞死亡。

224. 儿童糖尿病神经病变发病率是怎样的

儿童糖尿病主要是 1 型糖尿病(T1DM),近年来 T1DM 的患病率呈显著上升趋势,具有明显家族聚集现象,严重威胁儿童青少年身体健康。随着病程进展,儿童 T1DM 的急慢性并发症在加重,其中糖尿病神经病变发生率约为 13%。

225. 儿童糖尿病周围神经病变诊断措施有哪些

当确诊糖尿病时或之后患儿主诉有感觉异常表现,如肢体疼痛、麻木、针刺感、烧灼感等感觉异常表现,需到神经内科专科医师处就诊。临床上用尼龙单丝触及患儿皮肤,针刺皮肤、音叉震动后放置关节处感觉振动,冷、热小棒放在皮肤检查温度觉,拨动足趾感受位置觉,四肢腱反射检查。其中任何一项或数项异常,考虑存在糖尿病周围神经病变。另外,需排除其他原因导致神经病变,如外伤、卡压、药物、营养、遗传等其他原因导致神经病变。建议有条件进一步做神经传导速度、定量感觉试验等检查。

临床上仅靠临床症状诊断准确率低,检查比症状可靠,对诊断有更高敏感性。综合神经症状主诉、体征检查及神经电生理结果来诊断最为准确。但临床上对糖尿病周围神经病变诊断主要依靠临床表现和简单的客观体征检查,神经电生理检查有条件可尽量完善。另外,神经或皮肤活体组织检查及其他自主神经功能测定诊断才最为准确。如果有临床症状表现,但体征和肌电图检查均无异常,建议每年进行筛查。

226. 糖尿病周围神经病变能否根治？如何治疗

糖尿病周围神经病变无法根治,但可以通过治疗缓解症状,延缓神经病变进展及恶化。

（1）首先要进行糖尿病综合管理治疗,包括血糖、血压、血脂、体重等所有代谢指标控制达标。

（2）其次有严重糖尿病神经病变,需采用胰岛素治疗,除了能降低血糖纠正代谢紊乱外,还有免疫调节及神经营养因子等良好作用。

（3）进行神经营养修复及改善微循环、抗氧化、改善代谢治疗,包括维生素 B_1、维生素 B_{12}、α 硫辛酸、神经营养因子、前列腺素 E_1、胰激肽原酶、钙拮抗剂、醛糖还原酶抑制剂等治疗。

（4）再次,如有疼痛,需进行疼痛管理,可选择加巴喷汀、普瑞巴林、卡马西平、度洛西汀、阿米替林等药物,从小剂量逐渐递增使用,辣椒素膏外涂缓解疼痛。

（5）最后,进行神经康复训练,防治肌肉萎缩、关节挛缩等畸形。

227. 什么是糖尿病足？糖尿病足的危害是什么

糖尿病足是指因糖尿病血管病变和/或神经病变和感染等因素,导致糖尿病患者足或下肢组织被破坏的一种病变。糖尿病足是威胁糖尿病患者的严重糖尿病并发症,给患者及其家庭造成严重影响和负担。全球每 8 秒就有 1 人因糖尿病丧生,每 30 秒就有 1 个糖尿病足患者被截肢。糖尿病患者截肢的危险比其他患者增加 40%,早期正确的预防和治疗可使 45%～85% 的患者避免截肢。

228. 哪些人易患糖尿病足

①病程超过 10 年;②长期血糖控制不良;③穿不合适的鞋;④足部卫生

保健差;⑤有足溃疡的既往史;⑥神经病变和/或缺血性血管病变的症状(前者如足的麻木、合并足部触觉或痛觉减退或消失;后者如运动引起的腓肠肌疼痛或发凉)或体征(前者如足部发热、皮肤不出汗、肌肉萎缩、鹰爪样趾、胼胝、皮肤皲裂;后者如足发凉、皮肤发亮变薄、脉搏消失和皮下组织萎缩);⑦糖尿病的其他慢性并发症(严重肾功能衰竭或肾移植、明显的视网膜病变);⑧其他的危险因素(视力下降,影响了足功能的骨科问题如膝、髋或脊柱关节炎);⑨个人的因素(社会经济条件差,老年或独自生活,拒绝治疗和护理,吸烟,酗酒等);⑩糖尿病诊断的延误。

229. 糖尿病足的表现有哪些

糖尿病足的主要表现有:下肢疼痛及皮肤溃疡,从外观上看皮肤干燥,遗留色素沉着、有干裂、水疱甚至坏疽等;早期双脚有皮肤瘙痒,怕冷,皮肤发白或发紫,肢端刺痛,麻木,感觉迟钝或丧失,走路时像踩在棉花上一样,小腿时常有抽筋、疼痛,也会出现突然下肢疼痛难行,休息时也不能缓解甚至彻夜难眠;在出现伤口时,经久难愈。

230. 如何尽早发现糖尿病足

当出现以上这些症状时,我们就要马上去医院进行相关的临床检查,除了做血糖监测之外,还要做以下 3 个方面的检查。

(1)周围血管病变检查:触诊、红外线皮肤温度检查、经皮氧分压($TcPO_2$)、血管影像检查如动脉彩色多普勒超声检查、CT 血管造影(CTA)、磁共振血管造影(MRA)和数字减影血管造影(DSA)。血管彩色多普勒检查适用于血管病变大范围筛查。CTA 和 MRA 可以显示血管有无狭窄或闭塞,但准确率低于 DSA。CTA 目前可作为糖尿病足下肢血管病变的首选影像学检查手段。DSA 仍是诊断下肢血管病变的金标准。

(2)周围神经病变检查:10 克尼龙丝检查法、震动觉、踝反射、痛觉、温度觉、神经传导速度(NCV)。

(3)踝肱指数(ABI):ABI 反映的是肢体的血运状况,正常值为 0.9~1.3,0.71~0.89 为轻度缺血,0.5~0.7 为中度缺血,<0.5 为重度缺血,重度缺血的患者容易发生下肢(趾)坏疽。

231. 糖尿病患者应该怎样进行足部护理

可以简单总结为护理六句口诀：消毒干净讲卫生，无破无胀无溃烂；勤修趾甲防破皮，注意防烫和冻伤；鞋袜合脚要保健，及时就医做检查。

护理口诀一　消毒干净讲卫生：保证足部的卫生，尤其注意每天按时洗脚，定期使用酒精等进行足部的消毒，特别是趾丫部白霉、浸润及足部鳞屑等，要使用杀灭真菌的药物及时治疗。

护理口诀二　无破无胀无溃烂：糖尿病足患者还应该注意每天检查足部，看一下患者的足部有无损伤、肿胀、破溃的症状发生。尤其发生了破溃之后，及时使用药物进行治疗。

护理口诀三　勤修趾甲防破皮：糖尿病足患者应适时修剪趾甲，避免去公共场所修脚。修剪时要注意防止损伤皮肤，如果造成破溃，应立即消毒治疗，否则很有可能因此发展成足部溃疡。

护理口诀四　注意防烫和冻伤：糖尿病足患者日常活动中需要预防外伤，足部不可过热及过冷，保持适度温度，并注意干燥，在冬季天冷时需格外注意防止烫伤、冻伤。

护理口诀五　鞋袜合脚要保健：糖尿病足患者应选择适合自己的鞋子和袜子，要穿全棉袜子，切勿太紧不透气，鞋袜要保持干净干燥。应及时清洁，按时做好足部的保健工作，穿柔软透气的鞋垫，可以更好地保护双脚。

护理口诀六　及时就医做检查：糖尿病足患者应经常到医院检查自己的足部健康，了解自己的双足状态，神经、血管是否发生了病变，从疾病的早期就做好足部的预防及护理。

232. 糖尿病足应该如何治疗

糖尿病足通常可以有全身治疗、局部治疗和外科治疗三种方式。

（1）全身治疗：一般包括代谢控制、扩血管、活血化瘀、抗生素的应用（如存在感染）。

1）代谢控制：主要指良好的血糖控制，血糖控制不佳不利于溃疡的愈合和感染的控制。糖尿病足溃疡的发生，尤其是合并感染等所致的应激可进一步升高血糖，一般需换用胰岛素治疗并尽可能使血糖控制在理想的范围内，这是治疗糖尿病足的基础。血糖应控制在 11.1 mmol/L 以下或尽可能接近正常。

2）扩血管和活血化瘀，改善组织供血。

3）神经病变的治疗：可应用维生素 B 制剂，并应用神经营养药物改善神经功能。

4）抗生素的使用：糖尿病足溃疡常易继发感染，而使病情迅速恶化，是导致脚坏疽的重要原因，鉴于感染常为多菌株混合感染，且往往合并有厌氧菌感染，一些患者即使存在严重的下肢感染，临床上也可无明显症状和血液学感染的特征。

5）高压氧治疗：可改善血循环和下肢缺氧，可试用。

（2）局部治疗：主要包括局部清创术和创面处理。

1）清创术：尚有一些争议，但多数主张进行充分的清创，对感染灶进行切开引流，清创范围应扩展至有出血的健康组织，切除所有的坏死组织，尽量保护有生命活力的肌腱和韧带组织；小的清创术可在床边进行，但多数情况可能需到手术室在麻醉的状态下进行。

2）创面处理：坚持每天换药，局部可应用浸有抗生素、胰岛素和山莨菪碱（654-2）的混合液〔如 5％生理盐水 250～500 毫升和人胰岛素 40 单位和庆大霉素 24 万单位或其他抗生素和山莨菪碱（654-2）注射液 40 毫克〕进行清洗和湿敷，白天尽量暴露不包扎，夜间为避免损伤可行包扎。

（3）外科治疗：有两项。

1）动脉重建术：是治疗大血管阻塞所致肢端缺血或坏疽的重要方法，可使一些患者免于截肢。

2）截肢术：经保守治疗无效，为了挽救生命而不得已采取的方法，术前最好做血管造影，以决定截肢平面，在不影响截肢平面愈合的情况下，应尽量保留患肢术后的功能及有利于安装假肢。

233. 怎样才能预防糖尿病足呢

（1）切勿听信民间偏方：没有那么神奇，如果撒撒粉，喝点所谓的"神仙水"就能治好病，那么医生也就都可以回家好好休息了。

（2）洗脚店修脚不可取：洗脚店都是服务性行业，没有专业的保护技术，而且洗脚水和器具消毒隔离不一定能达到要求，不要等脚修坏了才后悔

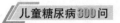

莫及。

（3）足部清洁太重要：不管有没有伤口都一定要注意清洁，尤其是趾缝之间必须洗干净，不然细菌都停留在这，整个脚就要废掉了。如果伤口比较严重不知道如何清洗，就一定要到糖尿病足专科门诊进行治疗。

（4）学会正确修剪指甲：糖尿病患者的指甲要平直修剪，但是很多人喜欢剪掉指甲两侧，这是错误的，不管是患者还是正常人我们都要平直修剪，两侧不要剪进去，剪了之后两边有空，指甲长得很快，扎在肉里面就麻烦了。

234. 糖尿病与牙周病有关系吗

糖尿病患者有口腔感染，尤其是牙周病的风险。牙周病会损伤牙龈和口腔内骨骼，这会导致疼痛以及咀嚼困难。牙周病严重的患者甚至可能导致牙齿脱落。因此，管理好糖尿病、每日良好的洗漱习惯及定期看牙医，可以帮助糖尿病患者避免严重的口腔问题。

235. 如何注意口腔卫生

糖尿病患者除了需要控制好血糖，患者应当每天刷两次牙，至少每 3 个月换一次牙刷，并且勤用牙线，定期看牙医。

236. 为什么血糖控制对防治心血管并发症很重要

1 型糖尿病患者严格控制血糖可以延缓动脉粥样硬化进展。血糖控制后，可有效降低糖尿病患者的大血管并发症。

低血糖风险在急性冠脉综合征中尤为重要，低血糖产生的激素反应，对缺血及梗死的心肌可能是非常有害的。降糖药物众多，但并非所有降糖药物均适用于心衰患者，部分甚至可能导致病情恶化，如噻唑烷二酮类药物有水钠潴留作用。

据一些大型临床试验，针对病史较长的糖尿病患者，糖化血红蛋白降到 6.5% 以下，对于心血管疾病不但没有益处甚至是有害的。

237. 什么是糖尿病性心肌病

1 型糖尿病发病时常表现为微血管病变，包括糖尿病性心肌病。糖尿病性心肌病是一种独立于冠心病、高血压的特异性心肌病。发病机制包括代谢紊乱、心肌纤维化、心肌细胞凋亡、微血管病变等。将血糖、胆固醇、血压三方面控制好是预防糖尿病性心肌病的关键。①控制血糖：目标是糖化血红蛋白降到 7% 以下。②控制胆固醇：特别是低密度脂蛋白。低密度脂蛋白最好小于 70 mmol/L。③控制血压：血压低于 130/80 mmHg 为最佳。心电图观察心肌缺血及心律失常，可通过超声心动图看室壁动度是否异常。

238. 为什么早期发现心血管疾病危险因素以及早期干预对儿童糖尿病患者很重要

1 型、2 型糖尿病为心血管疾病的独立危险因素。与非糖尿病患者相比，1 型糖尿病患者在 40 岁之前死于心血管疾病（CVD）的风险增加了近 20 倍。该人群中 CVD 的患病率表明早期发现已知的 CVD 危险因素和早期干预的重要性。86% 的患者至少有一种 CVD 风险因素，45% 有两种或更多风险因素，15% 有三种或更多风险因素，2% 有四种风险因素或更多。

儿童 2 型糖尿病在诊断时，往往伴随有更严重的疾病，如胆固醇水平异常等，同时比起成人，罹患 2 型糖尿病的儿童可能会更快进展到心血管疾病。

胰岛素抵抗与糖尿病是主要的心血管危险因素，与年龄匹配的非糖尿病个体相比，糖尿病患者未来的心血管事件发生率增高 2~8 倍，同时 75% 糖尿病患者死于冠心病。与无糖尿病患者相比，糖尿病患者动脉粥样硬化的风险更大，无论是大动脉或微血管。心血管疾病是糖尿病患者最重要的并发症与死亡的主要原因。糖尿病患者发生冠心病后，预后比无糖尿病者差，心力衰竭较严重，死亡率较高。

239. 儿童糖尿病心血管危险因素中高血压的管理对策有哪些

（1）高血压的筛选：应在每次例行访视时测量血压。发现患有高血压的患儿应该连续 3 天都确认血压升高。

（2）高血压的初始治疗包括饮食调整和增加运动,旨在控制体重。如果在开始生活方式干预后3～6个月未达到目标血压,则应考虑药物治疗。除了改变生活方式外,一旦确认高血压,应考虑高血压的药物治疗。

（3）应使用适当大小的袖带进行血压测量,并让孩子坐下并放松。高血压应至少在连续3天内确诊。评估应按临床指示进行。治疗通常用血管紧张素转换酶抑制剂（ACEI）开始,但如果ACEI抑制剂不耐受（例如由于咳嗽）,可以使用血管紧张素Ⅱ受体阻滞剂（ARB）。

240. 儿童糖尿病动脉粥样硬化的无创筛查有哪些

无创筛查包括颈动脉超声与眼底检查,颈动脉超声观察内膜中层厚度是否增厚,颈动脉斑块是否形成。眼底检查:眼底的血管病变和视网膜病变。血管病变:动脉变细、扭曲、反光增强、交叉压迫及动静脉比例降低,通过这个窗口直视血管,能判断全身动脉硬化的程度。视网膜病变包括出血、渗出、视乳头水肿等。

241. 儿童糖尿病患者血脂异常如何应对

血脂异常在动脉粥样硬化的发生和发展中起重要作用。血脂水平应达到如下程度:低密度脂蛋白（LDL）<2.6 mmol/L,高密度脂蛋白（HDL）>1.1 mmol/L和甘油三酯<1.7 mmol/L。如LDL水平≥4.1 mmol/L的儿童应考虑用药。年龄>12岁且患有1型糖尿病的儿童在诊断时应进行空腹血脂筛查。如果获得正常结果,则应每5年重复一次。如果患儿存在高胆固醇血症的家族史,或者患儿存在早期心血管病而诊断时家族史未知,则筛查应从2岁开始。

242. 如何降低心血管疾病的风险

肥胖和代谢综合征是心血管疾病的危险因素。肥胖儿童的心血管危险因素风险显著高于正常体重儿童。这是由营养过剩和身体活动不足引起的。患有糖尿病的儿童,其他导致肥胖的因素可能是过度胰岛素化、零食和过量摄入能量以避免或治疗低血糖症。一般而言,所有年龄和性别的糖尿病儿童都比同年龄的非糖尿病患者体重更重,青春期女孩往往比男孩更重。

与健康个体一样,1型糖尿病患者在体育锻炼期间显示总胆固醇降低和高密度脂蛋白(HDL)胆固醇增加,以及胰岛素敏感性增加。这些代谢变化,应该是定期运动的益处,可能有助于改善这些患者的预后。预防超重/肥胖是一种关键的护理策略。关于自律、食物产热量、适当分量、定时进餐、脂肪和糖摄入量以及身体活动的指导是必不可少的。

儿童和青少年1型糖尿病患者的致动脉粥样硬化危险因素很多,这种致动脉粥样硬化作用在患病早期开始。饱和脂肪摄入偏多和膳食纤维摄入偏少是糖尿病患者致动脉粥样硬化最重要的饮食因素。因而营养治疗的目标应是优化脂质和脂蛋白谱,以降低心血管疾病风险。

治疗儿童和青少年1型糖尿病时应更加强调营养指导,尤其是与脂肪质量和数量有关的营养指导,以及膳食纤维、水果和蔬菜的摄入。常用的营养素分布比例是碳水化合物为 $45\%\sim55\%$、脂肪少于 $30\%\sim35\%$(饱和脂肪< 10%)和蛋白质 $15\%\sim20\%$,应鼓励患儿摄入各种含膳食纤维的食物,如豆类、水果、蔬菜和全谷食物,蔬菜、豆类和水果中的可溶性纤维在降低脂质水平方面效果较好。

243. 儿童糖尿病患者如何防治心力衰竭

可用超声心动图检测心功能。由于糖尿病及糖尿病形成前的胰岛素抵抗是心衰的独立危险因素,风险增加 $2\sim5$ 倍。即使未达到糖尿病诊断标准,糖耐量异常与胰岛素抵抗可使心衰风险增高。糖化血红蛋白每增加 1%,心衰风险增加 8%。无论在心衰前阶段还是临床心衰阶段,合并糖尿病,均应遵循指南进行合理降糖治疗。不同人群糖化血红蛋白的控制目标不同,所以心衰患者最佳血糖水平不能一概而论,一定要综合考虑心血管疾病风险、低血糖风险和预期寿命等多种因素制定个体化治疗方案。

244. 糖尿病和脑血管病有关系吗

糖尿病是心脑血管疾患的独立危险因素。与非糖尿病人群相比,糖尿病患者发生心脑血管疾病的风险增加 $2\sim4$ 倍。空腹血糖和餐后血糖升高,即使未达到糖尿病诊断标准,心脑血管疾病发生的风险也显著增加。

245. 糖尿病患者为什么容易发生心脑血管疾病

因为糖尿病及其所伴随的各种危险因素,例如胰岛素抵抗、高血糖、脂质代谢紊乱、高血压、向心性肥胖、高凝(血小板功能异常、纤溶活性降低及纤维蛋白原增加)以及氧化应激、慢性炎症状态如C-反应蛋白增多等,可对心血管造成严重损害。动脉粥样硬化的形成是一个循序渐进的过程:①血管内皮损害,大量炎性细胞特别是巨噬细胞聚集;②小而致密的低密度脂蛋白胆固醇被巨噬细胞吞噬后形成"泡沫"细胞,沉积在血管内皮下层,进而产生脂质条纹和粥样斑块,导致动脉粥样硬化,血管腔变狭窄;③一旦斑块脱落或斑块上的纤维帽破溃导致血栓形成,就会阻塞血管,发生心肌梗死或脑梗死。

246. 糖尿病患者并发脑血管意外一般会有什么样的表现

糖尿病并发脑血管病的先兆与一般脑血管病相似,通常会出现以下情况:①头晕突然加重,并伴有天旋地转、恶心、呕吐;②头痛突然加重,或由间断性头痛加重为持续性剧烈头痛;③突然发生肢体活动障碍或感觉障碍,尤其局限于一侧的突发肢体、舌、面部麻木;④突发性或暂时性言语不清、吞咽困难;⑤突然出现眼睛一时看不清东西,甚至一时性的突然失眠;⑥脑组织缺血坏死引起的脑梗死,轻者仅表现为头晕、乏力,这与低血糖的症状很像,如有症状应当及时就诊。

247. 糖尿病患者一般会发生何种脑血管病

糖尿病患者可能出现的脑血管病主要分为两大类:一类为出血性脑血管病,包括脑出血和蛛网膜下腔出血等;另一类为缺血性脑血管病,包括脑梗死、脑血栓和短暂性脑缺血发作。由于糖尿病患者的血液易呈高黏、高滞、高凝倾向,红细胞聚集性增强,红细胞变形能力减弱,血小板凝聚功能增强,从而引起全血黏度增高,血液出现不同程度的凝固现象,易在微血管中发生血栓及栓塞,所以糖尿病患者以并发缺血性脑血管病为主。

248. 如何预防糖尿病患者并发脑血管病

糖尿病患者应当遵守糖尿病"ABCDE"原则以预防并发脑血管病。A＝Attack(突发心脏病)，B＝Blood Pressure(血压)，C＝Cholesterol(胆固醇)，D＝Diabetes(强化控制血糖)，E＝Embolism(血栓)。

(1) Attack，预防疾病发作：预防疾病发作要从防止诱因下手，高热量饮食、剧烈运动、情绪激动、嗜好烟酒、失眠熬夜和过度劳累等，都可能导致意外发生。

(2) Blood Pressure，平稳控制血压：血压波动对于血管壁有很大的损伤，坑洼不平的血管壁极易使脂质沉积下来，时间长了就形成了动脉粥样硬化。

(3) Cholesterol，调节血脂：胰岛素不足会引起甘油三酯增高、高密度脂蛋白胆固醇减少，低脂饮食、适量运动和补充不饱和脂肪酸是控制血脂的有效途径。

(4) Diabetes，强化控制血糖：研究证实，良好地控制血糖，尤其是控制餐后高血糖、减少血糖波动能够有效地防止和减少糖尿病心脑血管病变的发生。

(5) Embolism，溶血栓，防栓塞：糖尿病患者不仅有糖代谢紊乱，而且有脂代谢紊乱，比普通人更容易发生动脉硬化和血栓。平时应当更注意检查，必要时遵医嘱服用阿司匹林。

4

四、 >>>

日常生活

（一）学 校 生 活

249. 如何帮助上幼儿园的"糖宝"控糖

可以尝试让"糖宝"先上半天学，在家里吃午饭。了解学校的饮食情况后，配置合适的午饭前胰岛素。待适应后逐渐过渡到正常上课。告知老师孩子的情况，充分沟通，告诉老师低血糖的表现及处置方法，并让老师帮忙观察孩子的表现。除此之外，建议"糖宝"家长反复告诉宝宝如果有不适情况及时告诉老师。也可给患儿安装动态血糖监测仪，设置低血糖报警，如有报警，"糖宝"要及时告知老师进行处理。

250. "糖宝"的校园生活有什么注意事项

对于不同学龄阶段的"糖宝"，家长应该有不同的侧重点。对于小学生而言，我们提倡"糖宝"自己监测血糖和注射胰岛素。初期阶段，父母可以在中午午餐前抽空去学校帮助孩子完成胰岛素注射。如学校离家近的，也可以把孩子接回家里注射胰岛素和进食午饭，并告知老师孩子的情况，以保障孩子校园生活安全度过。到了初高中阶段，一般校园生活孩子可以自行管理，家长做好孩子血糖监测和饮食管理的监督，建议孩子记录在校期间的血糖监测数据、胰岛素注射量以及饮食种类，并告知老师孩子的情况，以保障孩子校园生活安全度过。"糖宝"大学阶段，由于住校以及生理和心理的成熟，这一时期虽然完全脱离了家庭的管理，但父母仍需在经济和精神上给予支持，监督孩子做好医院的随访管理，将孩子的情况告知老师或同伴，以保障校园生活安全度过。

251. 糖尿病患儿可以申请体育免试吗

身体残疾或丧失运动能力的学生、有严重疾病不能参加体育升学考试的学生可申请免考,由学生本人提交免予体育考试申请表和二级以上综合医院证明原件、近三年的原始病历及医院检验报告单。申请成功后,可以免试,每个地区政策不一。建议询问学校老师。

252. "糖宝"该如何与同学说起糖尿病

也许你会觉得,和同学说起自己的糖尿病是一件有些尴尬甚至令人难堪的事情。也许你会担心你的朋友觉得你是个怪人,从此不再和你一起玩了。其实,这些顾虑都是多余的。如果你的朋友得了糖尿病,你会这么想吗?你不会的,所以请放宽心好了。

如果你的同学对此感到担心或害怕,那是因为他们不了解糖尿病。一旦他们知道糖尿病并不会影响到你的正常生活,他们就会明白:这没什么大不了的!他们还会想知道更多关于糖尿病的知识,还会想继续听你说下去呢!

糖尿病的话题不一定是严肃的。你可以在同学递来一块糖的时候,自然而然地告诉他:"不了,谢谢,我有糖尿病。"你也可以在朋友邀你去吃饭的时候回复:"稍等我一下,我去打个针。"之后再作解释。对方的反应很有可能是惊讶、好奇,因为大多数人都不太了解糖尿病,尤其是 1 型糖尿病。你可以为他们普及许多医疗常识了。

你可以这样说:"有点像玩游戏时操控角色一样(可以拿你最喜欢的游戏作比喻),我需要经常监控自己的血糖,并且在吃饭前打胰岛素。除此之外并没有什么,我基本上可以吃所有的东西,而且也能跑能跳。"

如果你觉得有必要告诉全班同学你的情况,你可以请老师帮忙,让你上台讲一讲糖尿病的故事。当然,如果你只想告诉自己亲密的朋友,也完全没问题。你很快就会发现,告诉他们以后一切就如往常一样,有时候他们还会关切地问你:"这个你能吃吗?""需要我帮忙吗?"

253. "糖宝"吃学校午餐的弊与利有哪些

大多数学校的午餐都是统一配制的,饮食内容不会特意为"糖宝"来考虑,经常会出现多油、多糖的情况,对"糖宝"控制餐后血糖是一个很大的考验。对于年龄偏小,还没有自主管理血糖能力的"糖宝",建议尽量不在学校就餐。避免因摄入高糖、高油食物或者无法掌握饮食分量导致血糖波动剧烈。

对已经有一定管理能力的"糖宝",家长可以尝试让孩子在校就餐。"糖宝"要学会如何根据胰岛素剂量、每天运动量搭配食物,掌握进食分量,这样既可以培养锻炼孩子自主管理血糖的能力,也能让孩子更好地融入集体生活,坦然面对自己的疾病。如果在学校就餐血糖出现异常情况,家长也不要过于情绪紧张,帮助孩子一起分析情况找到原因,解决问题。如何在外就餐是每个"糖宝"都需要掌握的技能,从在学校就餐开始锻炼是一个很不错的选择。

254. "糖宝"参加中考和高考体检需要注意哪些事项

中考和高考体检的项目里,包括眼科(如视力、色觉、眼病)、内科(如血压、发育情况、心脏及血管、呼吸系统、神经系统、腹部脏器等)、外科(包括身高、体重、皮肤、面部、颈部、脊柱、四肢、关节等)、耳鼻喉科(包括听力、嗅觉、耳鼻咽喉等)、口腔科(包括唇腭、口吃等)、肝功能检查等。

简单来说,对于小"糖宝"们,糖尿病初期最容易影响到的就是血糖变化、视力模糊、肝肾功能的下降。所以"糖宝"们要注意长期血糖的控制,并在体检前三天严格管理血糖,把血糖控制在正常范围内即可。

255. "糖宝"报考大学专业时需要注意哪些事项

目前糖尿病患儿报选大学,并没有不能就读的专业。也许你会担心,如果在专业和工作中需要很多体力活动的话,自己是否能够胜任。事实上,大多数正常人能做的工作,"糖宝"们也都可以做!当然,过于激烈的项目(比如登山、蹦极、强度较大的健身项目)最好还是避免或者咨询一下医生。"糖宝"

们报选专业时更多还是要注意到实际工作时对自身是否会有影响。例如需要消耗很大的体力、工作时间不固定（经常熬夜加班）等。

256. "糖宝"该如何应对大学住宿生活

如果你要离开家乡，前往一个新城市读书的话，对你来说将会是一个挑战。但不要担心，一旦适应了新环境后，你依然可以游刃有余地生活与学习！

首先，了解当地的医疗设施与系统。可以去校医院咨询一下获取胰岛素、报销医药费的全部流程。确定一家医院，定期前往配药，每3个月进行一次血液检查。备用的胰岛素应存放于2～8℃的制冷设备中，可以在网上购买便携式的冷藏盒。记得将胰岛素和医疗用品分类摆好，确保余量充足。

其次，保证健康的饮食和规律的作息。尽早学会自己计算胰岛素量、自己控制血糖，而不要依赖父母或医生为你制定饮食方案。一般来说，大学食堂提供的饭菜完全可以满足"糖宝"的饮食要求。

最后，准备好应急预案。虽然这种情况一般不会发生，但还是应该做好准备。告诉你的室友、你亲密的朋友你患有糖尿病，如果你因低血糖晕倒，请送你到医务室或拨打"120"电话。随身携带一张低血糖急救卡（本书第17页图一），上面要写好紧急联络人的联系方式。

257. 如何应对"糖宝"学业负担重、没有时间运动的问题

家长对孩子都有望子成龙的心情，希望自己的孩子将来能够学业有成，功成名就。运动可以促进胰岛素的发挥，是糖尿病管理中不可或缺的一环。"糖宝"因为身体因素，如何运动这个问题尤为关键。有些孩子学习和运动不能平衡，特别是学习时久坐不动对餐后血糖的影响很大。

建议"糖宝"在保证学校学习任务的同时每天餐后定点锻炼半小时，精简课外的补习内容，尽量保证必要的运动时间，但也不用一次时间过长，15～30分钟即可，运动时间久了，也难以静心学习。

最适合"糖宝"的运动项目是长时间的有氧运动，比如快走、慢跑、骑自行车等，不需要太激烈，但是应该至少持续15分钟以上。

有些运动在日常生活中就可以实现。比如，从家走到地铁站，在教学楼之间穿梭，吃完饭以后的散步，这些点点滴滴的运动对于控制血糖都是有帮

助的。如果你实在感到学业负担太重，不愿意浪费一点点时间的话，那么可以在走路的时候听听英语、背背古诗，也是一种充分利用时间的好办法。

258. 如何安全地参加学校的军训、夏令营等活动

主要还是看活动强度，以及活动中的饮食安排。像军训这种高强度的体力训练，又很难满足饮食要求，"糖宝"们是不宜参加的。可以去三级医院开病情证明，向学校提出申请，以减免军训。

对于低强度的、时间较短的、饮食有保障的夏令营、冬令营等活动，"糖宝"们都是可以放心参加的！只是要注意：第一，带好足量的胰岛素，时时监控血糖；第二，注意按时用餐；第三，最好告诉身边的人自己有糖尿病的情况，以防万一。

（二）家庭生活

259. 新"糖宝"家庭需要准备哪些相关控糖用品

（1）胰岛素笔、胰岛素针头（建议孩童或药量少的患者准备0.5刻度的儿童笔）。

（2）血糖仪、采血针、试纸。

（3）酒精棉片（自泡酒精棉）、棉花棒、棉花球。

（4）葡萄糖（块、片、粉）。

（5）食品秤（随身携带，可备珠宝秤）。

（6）冷藏设备：冷藏盒（杯、袋）、冰袋。

（7）血糖记录本（表）。

（8）皮肤修复膏、红霉素等消炎药膏。

260. 新"糖宝"家庭可以通过哪些途径学习糖尿病防治知识

新"糖宝"家庭可以通过糖尿病相关图书、App、网站以及专业媒体渠道学习糖尿病知识。不断有新的图书、App、网站和相关信息资源在更新推出，新"糖宝"家庭可咨询正规医院的内分泌科医师后选择参考。

261. "糖宝"家庭该如何正确面对各类纷繁复杂的控糖方法、治疗信息

1型糖尿病患儿必须严格正确使用胰岛素，再配以良好的饮食、生活、运动等，才能有效地控制血糖。任何以脱离胰岛素、逆转糖尿病等宣传和治疗都是不可信的。特别不能相信某些自称"神医"和偏方，即使尝试也绝对不能

停用胰岛素。

262. 孩子患病后，如何缓解家庭的焦虑

面对未来长期注射胰岛素、生活方式的突然且重大的变化以及许多未知，许多患儿家长难免会产生焦虑的心情。以下建议可以帮助缓解患儿家长的焦虑。

（1）有备无患：备齐控糖用品，购买相关书籍，找到不断学习的途径。

（2）知己知彼：积极学习糖尿病基础知识，分析孩子的身体状况（如是否是"蜜月期"，C肽水平等）。

（3）合理定位：根据孩子的身体状况、目前的控糖能力等，制定合理的控糖目标，尊重控糖个体化的特征，不盲目攀比和自责。

（4）理解包容：孩子患病后，家庭成员都会陷入各种焦虑、压抑、自责等情绪中，彼此要理解包容，正向疏导，避免相互指责。

（5）分工明确：家庭成员要根据每个人的不同特点进行分工。对于控糖不能自理的孩子，建议家中由一位家长作为控糖的主导，避免不同的意见造成控糖中的狐疑、矛盾。每个人专注于自己擅长的，尽力而为即可，不非议、不责问，互相尊重，互相理解。

（6）关注正能量：家庭成员要关注和传递控糖的正能量信息，发现控糖过程中点点滴滴的进步，结交在控糖方面积极乐观的糖友，加入充满正能量的群体。

（7）心有旁骛：血糖不是生活的全部，学会与糖尿病和谐共处，用好胰岛素的同时正常地享受生活，发展兴趣爱好，交友、赴宴、旅游。转移注意力，可以减轻对血糖问题过度关注引发的焦虑情绪。

263. 如何引导"糖宝"了解和接受病情

（1）选择性地说实话：要以坦诚的态度引导"糖宝"了解病情，可以有选择性说，但不能歪曲事实地说。不能因为孩子小就随意用"过几年你的病就能好""以后你就不需要用胰岛素了"来安慰孩子。虽然科技的发展使曾经的不可能成为未来的可能，但实现这些可能需要一个漫长的过程，而孩子所要面对的是眼前一天天真实的生活。孩子会长大，虚构的美好与现实的反差可

能让孩子茫然、失落。与其虚构，不如根据孩子的年龄、性格、接受能力，选择性地告诉孩子糖尿病的相关信息，力求能让孩子在重视的同时怀有信心。例如："胰岛素需要长久地伴随你，帮助你战胜高血糖，科学发展了，会让我们使用胰岛素更便捷、更准确。"

（2）潜移默化：总是直接地跟孩子讲糖尿病和血糖问题，可能会让孩子厌烦，可以当着孩子的面跟别人交流，让作为听众的孩子在潜移默化中学习。积极带孩子参加各类"糖友"活动，在愉快的活动中结交"糖友"，获得知识。经常以平等的态度和"糖宝"进行讨论，例如："这个冰淇淋我们应该给多少胰岛素？""现在血糖是4.1，我们该怎么补糖？"每一次的讨论就是一次案例分析，在分析中潜移默化地让"糖宝"了解控糖的相关知识和方法。

（3）以身作则：一般"糖宝"比家长更容易接受和适应病情，年龄越小越容易接受，但"糖宝"的接受程度会受到身边人的影响。希望"糖宝"尽快接受和适应病情，家长就必须尽快调整自己的情绪，接受病情，至少要学会内紧外松，呈现积极乐观的态度。在孩子面前过多的忧郁、悲泣不仅不利于孩子抗病时的自信，甚至会让孩子烦躁和自厌自弃。

264. 如何指导孩子与他人谈及自己的病情

首先，作为父母本人要接受孩子是"糖宝"这个事实，以积极正向的心态展现在孩子面前。对于孩子而言，从长远看，如果孩子能自信地公开自己的病情是一种接受病情、积极面对的体现。因此，如果孩子和他人坦诚地谈及自己的病情，家长首先要对他的勇气和心态给予肯定，然后再跟孩子讨论这次公开已经和可能产生的后果，进而如何分场合、分对象、有选择性地谈及病情。

"可以谈及"是原则，"如何谈及"是技巧。针对年纪小的孩子，可以通过一些富有童趣的方式来讲解病情，给打针、测血糖等取一个专属于你们家庭的有童趣的名称。随着"糖宝"年龄的增长，谈及病情的经验会积累，能力会提升，但那份面对疾病的坦诚和自信需要从小呵护。

对于不想详谈但又不得不谈及的情况，我们可以指导孩子根据场合、对象，用"容易低血糖""血糖不是很稳定"等避重就轻的话，或者转移话题等方法来应对。

265. 如何应对孩子的针头恐惧症

首先,理解包容孩子对于针头的恐惧。因为每个人的痛感是不同的,心理承受能力也是有差异的,即使是大人面对针头也会有所恐惧。

其次,及时安抚孩子。"糖宝"所要忍受的痛苦不仅仅那针头,打针时表现的恐惧哭闹有时也是他患病后的压抑情绪宣泄,需要给予孩子语言和肢体上的安抚。

第三,家长要避免在孩子恐惧时表现出悲伤、焦虑的情绪,要用镇定、乐观的情绪感染孩子。

第四,发挥榜样的作用,家长亲身示范,让孩子看年龄更小的孩子镇定扎针。

第五,努力学习,提升打针的技术,减轻打针的疼痛感。

第六,转移注意力。在打针初期,可用游戏、玩具、视频等转移孩子的注意力,直到孩子能逐渐适应打针。

第七,积极鼓励甚至奖励孩子从恐惧到勇敢接受。

266. 如何应对"糖宝"吃饭过慢、临时吃不下等现象

如果"糖宝"总是吃饭过慢,可以考虑先吃易升糖主食、延后注射餐时胰岛素(如开始吃饭后 5～10 分钟再注射)等方式避免用餐时的低血糖。若出现临时吃不下的情况,计算好碳水化合物计数,可以选择用孩子喜欢吃的含同等量碳水化合物的其他食物替换。

267. 如何应对"糖宝"的呕吐、腹泻

首先,不管何种因素引起的呕吐腹泻症状,家长需要观察以下几个方面:孩子呕吐腹泻发生的次数,呕吐腹泻的性质和量,以及孩子是否有脱水的症状,如尿量减少、嘴唇干裂等。若有严重脱水状况,应当及时就医、确保患儿体内电解质和酸碱平衡,并确认是否因为酮体太高而造成的。

测血酮正常后,再以常规胃肠道疾病治疗方式处理。如果同时存在呕吐腹泻,家长需要考虑是否是急性胃肠炎,发病之前孩子是否进食了不清洁的

食物,或是感染了病毒或细菌而导致感染性肠炎的发生。如果光有呕吐,除考虑胃肠道因素外,还需考虑是否由于其他疾病引起的呕吐。

另外,患儿由于呕吐腹泻,进食情况不规律,此时胰岛素的给予需要根据孩子的情况决定,可以先进食,根据进食的量决定给予胰岛素的量。如果孩子进食困难,可以补充糖盐水,加强血糖监测,根据血糖情况决定给予胰岛素的剂量。

268. "糖宝"可以参加哪些保险

目前在国内,对糖尿病患者而言,大多数保险一般都不能正常参保。但已经有相关保险业和医疗业人士在研究糖尿病相关的险种,未来可能会有相应的保险出台。

269. "糖宝"家庭还适合生二胎吗

除非是特殊类型糖尿病,并没有医疗数据证明,"糖宝"父母再生育"糖宝"的可能性比一般人高。因此,从遗传角度考虑,生育过"糖宝"并不是说二胎也会是"糖宝"。但考虑到家有"糖宝",对"糖宝"日常生活的照顾会比一般孩子的日常生活繁琐一些,且若有二宝,如何解决"糖宝"的生活习惯和二宝的生活习惯上的不同也是一大挑战。建议家庭成员更应该考虑的是,是否有精力和能力去照顾"糖宝"和二胎宝宝。

270. "糖宝"能否接种疫苗？需要注意哪些事项

可以像正常人一样接种疫苗,所有注意事项等同于一般儿童即可。

271. 家长应该以怎样的态度和情绪面对高低血糖的出现

首先,家长要明确偶然发生的、能及时处理的高低血糖不会对孩子造成严重的影响,对于已经发生的事件任何懊悔、自责都无济于事。

其次,集中注意力,冷静果断处理高低血糖。针对高血糖保持冷静动态观察,若长时间高血糖必要时需要补充胰岛素(补针)。若出现低血糖,需要立即应变,马上补充糖分,且需要让"糖宝"和家人,甚至是有可能接触到孩子的朋友/老师等知道低血糖补糖的重要性和必要性。

第三,客观分析高低血糖的原因,目的在于吸取经验教训,而非追究责任。

第四,分析高低血糖处理效果,总结经验。

272. 如何引导"糖宝"应对他人善意的"给予"

首先,树立"都能吃,但要分时机、有限度吃"的观念,减轻孩子在违心拒绝时的压抑、委屈等负面情绪。让孩子有信心即使现在拒绝,以后也能获得满足。

其次,对于能自理的孩子,指导孩子分析当时的血糖情况等,进而决定是否可以适度接受。

第三,指导孩子如何礼貌地拒绝,例如"谢谢,我刚才吃得很饱""谢谢,我等一下再吃"。

第四,对于年幼的孩子,可以培养他们先礼貌接受,然后交给家长的习惯。但家长事后除了积极肯定,还要在恰当的时机给他们吃。

273. "糖宝"应如何应对"宴席"/生日派对

首先,一定要支持和鼓励"糖宝"去参加宴席和派对,绝不要因为血糖不好控制而剥夺了"糖宝"社交的权利。在参加相关活动前,可以预先了解活动中有哪些餐食,适当提前做好碳水计算,和"糖宝"本人沟通宴席上的食量。参加宴席就让"糖宝"放开吃和玩,若出现餐后血糖太高,可以进行胰岛素补针以恢复正常血糖即可。要知道一次的高血糖并不会引发并发症,对身体的伤害也极小。而作为"糖宝",也应该拥有正常的娱乐和社交,偶尔放纵一次并不要紧。

274. "糖宝"旅游需要做哪些准备,有哪些注意事项

首先需要评估"糖宝"的病情是否适合出游。若是患儿存在血糖控制不佳或发生感染的现象,建议不要轻易出行。对于存在糖尿病并发症的患儿,

建议短距离周边游、避免远行。对血糖控制稳定且无特殊情况的 1 型糖尿病患儿,我们建议可以出游,注意事项如下。

(1)旅行必备:胰岛素、血糖仪、针头或胰岛素泵等设备。

(2)若去过冷过热的地方,需要准备胰岛素保温/保冷杯,利于存放胰岛素。若乘飞机绝对不能将胰岛素托运(机舱货运室的温度极低,会冻坏胰岛素)。

(3)相关糖尿病的药品和设备均随身携带。建议携带一份疾病确诊函或病历,以备安检时可提供特殊说明。同时,病历也可方便医生快速了解病情,并尽快为患者提供有效的治疗方案。

275. 出国旅游跨时区倒时差有什么该注意的

出国旅游可能会遇到跨时区的问题,通常我们会因白天时长的变化而改变进食的时间、次数及活动量。我们建议根据进食及活动量的变化对胰岛素的使用进行适当调整。

往西面走,当地时间比国内时间晚,白天时间更长了。白天增长,可以将原来的基础和睡前胰岛素根据当地白天和夜晚做适当调整,或者是患者有增加进食次数的情况下适当增加胰岛素量。往东面走,当地时间比国内时间早,也就是白天时间短了、更早进入夜晚。如果患者用餐次数少了,可以考虑适当减少胰岛素量。

276. 为什么有些"糖宝"一起床就升糖

起床后因人体激素等影响,会有短暂的升糖表现,此现象是人体正常的生理现象,家长无需过分担心。

277. 午觉对血糖可能有怎样的影响,该如何应对

由于个体差异的存在,午睡对有些孩子可能会升糖,对有些孩子可能反而会降糖,应对策略是:监测血糖,根据自己孩子的规律及时调整胰岛素用量或加餐。

278. 糖尿病儿童未来职业选择是否有限制

不能说完全没有限制，但也不必过于焦虑。拿近视来说，高度近视人群在职业选择上也都有限制。糖尿病人群可能需要注意在重体力劳动等行业中的择业，需要视个人情况来选择。一般很多糖尿病患者的未来择业方向，会和控制自己糖尿病相关的行业有较强的关联度。

279. 熬夜、轮转工作对血糖有什么影响？该注意什么

经常熬夜会使机体长期处于轻度且反复的睡眠紊乱状态，这种长期紊乱情况会损害健康，影响糖代谢，进而影响血糖，导致血糖波动。良好的睡眠对"糖友"来说尤为重要，能够帮助有效控制血糖，建议"糖友"少熬夜。

如果长期处于熬夜的工作环境，对糖尿病病情也是非常不利的，建议改善工作环境。

280. 糖尿病会影响结婚生育吗

糖尿病只要通过合理治疗，病情稳定，无急性及重要的并发症，是可以结婚、生育的。如果已经有并发症的患者建议先前往医院的相关专科咨询，在医生的建议指导下优生优育。

糖尿病具有一定的遗传倾向，对男性的生育影响，主要是高血糖对血管和神经系统的持续损害作用，影响睾丸功能和正常性功能。糖尿病对孕妇、胎儿也会有一定影响。血糖控制不佳时，流产率、妊娠高血压综合征、巨大儿及新生儿畸形率等，都会比非糖尿病孕妇高。

所以说影响糖尿病患者结婚生育最重要的因素不是糖尿病这个病因，而是这个病情控制的好坏。妊娠前务必做孕前咨询、检查。妊娠期间尽量避免应用口服降糖药，严格控制血糖。按时到医院进行孕期检测，观察胎儿在宫内的发育情况。孕期要平衡膳食，加强营养，以保证胎儿发育及母体所需。分娩时提前入院，加强围产期保健。正确的医疗管理加上自律的生活习惯，糖尿病患者完全可以生育一个健康的宝宝。

281. 如何正确应对体检后"不合格"的数据

定期到医院做一些检查是"糖友"的必修课,当看到检查报告中"不合格"的数据时,"糖友"也不必太过焦虑。首先要与医生咨询交流,了解这些异常数据背后的含义,找到导致异常数据的原因。医生会根据你的个例病情给出指导建议,重新调整治疗方案,另外,"糖友"要遵循医嘱,按时用药,规律生活,定期复查。

282. 有哪些适合"糖宝"长期坚持的运动项目

适合长期坚持的运动项目很多,主要考虑到场地和设备需求及孩子的兴趣度,简单、方便、操作性强即可。比如羽毛球、篮球、跳舞、快步走。孩子的意志力相对薄弱,运动前做好引导工作,比如设定激励、竞赛机制;运动有利于降低血糖,控制体重;运动可以适当加餐,等等。运动期间有家长陪同或者是团体运动,更有助于提高孩子参加的积极性。

283. 如何培养孩子测血糖的习惯

测血糖的习惯必须从一开始就养成,这个是血糖管理必需的环节。有部分孩子因为恐惧心理对测血糖有一定的抵触,家长需要做好鼓励引导工作。建议一开始家长可以以身作则,亲自示范,降低孩子的害怕情绪,也可以让孩子看到自己的血糖与正常血糖数据的对比。年龄越小的孩子抵触情绪越容易抚平,在采血的时候选择合适的采血笔及针头,降低疼痛感,把测血糖养成如同饭前洗手一样的生活习惯。

284. 如何满足"糖宝"对于零食等生理或心理上的需求

首先,尊重理解"糖宝"对于零食的需求,切忌粗暴指责,越是压抑,欲望越是强烈,越是强调因为糖尿病必须要忌口,越是加剧孩子对于疾病的痛恨。需要告诉孩子,任何人吃零食都是有节制的。对于"零食"的生理和心理需求,疏导比管制更有效。

其次,分析需求的原因,有针对性地应对。如果主要是生理性的"饥饿",就要反思日常饮食是否合理,能否让孩子吃饱吃足。如果主要是心理上的"需求",除了跟孩子分析吃零食的利弊外,让孩子有机会适度地满足。适量准备一些孩子平时特别想吃的零食,根据血糖和活动情况适当满足。鼓励孩子主动运动,创造机会满足需求。

第三,培养孩子对于零食的正确认知,分辨哪些零食相对健康,不同的零食对血糖会产生怎样的影响。

第四,培养孩子的兴趣爱好,减弱或转移他对于零食的注意力。

第五,化欲望为动力,鼓励孩子分析零食特性,学会估算药量,更好地掌握控糖的本领,就能相对自由地享受零食。

（三）家长心理困扰

285. 为什么偏偏是我的孩子得了这种病

一般而言,糖尿病多在中老年群体中发病,这么小的孩子突然得了这种疾病的确是非常让人吃惊。而且孩子平时身体表现的都很健康,更难让人把孩子与疾病联系在一起,相信所有父母得知孩子确诊为 1 型糖尿病时,每个家庭都陷入了深深的绝望中。也许你会觉得上天不公,也许你会觉得人生无望,或出现愤怒、怨恨,或陷入了深深的绝望中,这都是可以理解的正常心理反应。但不论是抱怨或绝望,都改变不了这个事实。父母需要学习把注意力转移到如何配合治疗和帮助孩子控制血糖、学习了解糖尿病知识,这种情绪可以逐渐缓解。

儿童糖尿病目前发病的原因并不明确,虽然知道主要影响因素有自身免疫系统缺陷、遗传基因、病毒感染及其他外在原因,但是目前医学水平并不能判断哪些因素会直接导致儿童罹患糖尿病。所以我们没有办法预判哪个孩子可能会患上糖尿病,也没有办法去预防哪个孩子一定不会患上糖尿病。只是当随机的概率突然发生在孩子身上,引发了身体系列的反应,最终引起了糖尿病的发生。

作为家长,我们无法保证自己的孩子一辈子不生病,但是我们可以做到当病痛来临时,陪同孩子一起面对,多多学习控糖的专业知识,帮助孩子一起对抗疾病,引导孩子拥有勇敢积极的心态。当你们不再害怕糖尿病,勇敢接受糖尿病的时候,罹患这个疾病就会变成一件不那么严重的事情了。

286. 我的孩子从此永远无法治愈吗

孩子生病,最担心的就是家长,希望孩子早日恢复健康。但目前的医疗水平,儿童糖尿病还无法治愈。很多家长会觉得没有了治愈的希望,孩子一辈子贴着标签也没有了生活希望。但是糖尿病通过正确的治疗是可以控制、可以有跟正常人一样的生活状态的,孩子依旧可以拥有健康的生活。

对孩子而言,人生道路才开始不久,谁也不能定论在哪个人生阶段就失去了希望。而家长是孩子最亲密的人,也是孩子的第一任导师。我们要做的是帮孩子竖立起生活希望,给孩子传递勇敢的力量并鼓励她走好生活的道路。

287. 很自责没能给孩子健康的身体,我该怎么办

孩子都是带着爱,带着父母的期望降临到这个世界。每个父母都希望自己的孩子健健康康,但也没有哪个父母能保证自己的孩子不会出任何意外。疾病来临的时候父母都会宁愿病痛是发生在自己身上也不愿意让自己的孩子承受这个痛苦。所以当孩子确诊糖尿病的时候,往往是家长最先承受心理上的自责、痛苦与焦虑。

适当的内疚能让父母更关心孩子,关注疾病的治疗。但是过度内疚只会给自己增加心理负担,有些父母为了弥补,或是心疼孩子,而对孩子过于溺爱,疏于管理,对孩子的要求愈求愈予,直接影响孩子的社会适应和人格形成。另一方面把这种负面的担忧会传递给孩子,让孩子也觉得这个疾病可怕,甚至在青春期的阶段加剧与父母对立的情绪。父母是孩子的心理支柱,在身体健康受到影响时,心理健康尤为重要,父母首先要拥有一份健康的心理,才能传递给孩子正确的思想。

此外,得了糖尿病初看确实不那么幸运,但为人父母的你,可以在养育"糖宝"的过程中,从小培养其"韧商",即在遇到困难时突破困难的能力和毅力,告诉孩子勇敢面对一切是最重要的。

父母在关注、帮助孩子的同时,也要关注自己的心理和身体健康。父母不要相互指责,而应相互支持鼓励。如果出现持续的情绪低落、睡眠不好、或者易怒焦躁、感到绝望,尤其是出现"活着没意思"等消极想法时,应该及时求助心理医生以获得专业的帮助。

288. 我的孩子没有健康的体魄,将来是不是会被人瞧不起

首先,作为父母要接受孩子的这种"看似不健康",大大方方地告诉孩子

和身边的亲戚朋友对于糖尿病的正确认识。自己强大起来,他人才有可能更尊重自己。

患有糖尿病的孩子与其他孩子的区别在于需要注射胰岛素、监测血糖,需要有更加健康规范的生活习惯。在生活其他方面跟其他孩子的能力是一样的。相反,因为生活中有一直需要坚持必须做的事情,患儿会比一般的孩子更加坚强勇敢、有毅力。但是如果因为患有糖尿病而自暴自弃,不好好管理自己的身体,对以后的学习、交友、婚姻、工作确实是会有很大的影响。因此,归根到底还是要看每个人的努力,优秀的人到哪里都不会被埋没的!

289. 如何慢慢适应孩子以后的生活中每天都要测血糖和打针

每个孩子都是最勇敢的天使。每个人的生命历程都会经历很多磨难,就是这些生活中的历练才构成一个人精彩的人生。一个孩子的成长过程并不仅是打针、测血糖来管理糖尿病,还有很多其他丰富的内容。对于孩子来说,他正处在一个学习发展的黄金阶段,思想并不成熟稳定,很多想法和价值观都来源于父母的教导。我们觉得孩子会恐惧、会痛苦,其实不一定孩子会这么感觉,而是父母首先这样感觉了,再潜移默化地影响着孩子的感受。

我们都说,有什么样的父母,就会有什么样的孩子。如果父母首先就很勇敢、积极,那他们的孩子肯定也会勇敢地面对自己的现实状况。仅仅关注糖尿病这一部分,无疑是一叶障目,无限放大。

此外,孩子往往有时比我们想象的更加坚强和勇敢。我们有时经常出入医院时见到患有白血病的儿童,每天都需要在医院输液、测血常规。而大部分"糖宝"对于打针、测血糖都展现出让成年人惊讶的勇气。作为父母,在经济条件允许的情况下,可以给孩子准备更先进的医疗设备。如胰岛素泵不需要一天多针,几天换一次泵就可以,有创针眼也自然会减少;还有如动态血糖仪十多天才换一次,也免去了每天几次扎指血的有创测血糖。

290. 糖尿病并发症那么多,我孩子会不会身体残疾

当孩子患上糖尿病之后,这种焦虑的情绪尤为严重。糖尿病并发症是长期血糖管理不良导致的严重后果,可能直接威胁孩子的生命。但糖尿病并发症不是一朝一夕能造成的,糖尿病并发症是患者长期不闻不问自己的血糖情

况,甚至长期不配合胰岛素治疗、不监测血糖导致的。这个长期的过程甚至是十几二十年。最关键的症结就在于血糖的管理。血糖管理得当,定期做并发症相关预防检查,患者在经历几十年的病史之后都可以拥有良好的身体状况。就算出现了并发症,在并发症早期也是可治疗的,并不会致死/致残。美国最长寿的1型糖尿病患者,从5岁确诊到91岁离世,糖龄超过85年。所以说只要管控好自己的血糖,糖尿病患者一样能够拥有不少于普通人的生命长度。

以上,这些简单的回答,可能并不能完全消除"糖宝"家庭、父母的困扰和担心。笔者作为一名"糖宝"妈妈,还建议有困惑的家长加入一些积极正向的"糖宝"互助社群,从专业知识上更多的提升自己,从心理上则会让你感觉到"不是一个人在战斗"。

291. 家庭条件不好,孩子治疗费用是个很大的负担,该怎么办

糖尿病对日常生活的影响并不大,打针、测血糖都是很简单的操作,孩子也很容易学会。有患糖尿病的孩子从3岁就开始自己打针、测血糖,特别勇敢自律。孩子的学习模仿能力非常强,作为父母可以尽早教会孩子自己管理自己的血糖,更融洽地接受糖尿病作为自己生活的一部分。糖尿病的开支是每个家庭都密切关注的问题。糖尿病管理前期的药物、监测费用远比后期糖尿病并发症产生的费用要低,所以控制好血糖是降低医疗成本的一个非常有效的办法。

对于一些经济条件特别困难的家庭,我们也可以寻找相关慈善救助机构,比如向糖尿病干预救助专项基金(图4-1)申请部分救助基金,暂时缓解经济压力。每个孩子都拥有生存的权利,作为父母带他来到这个世界,更不能轻易放弃!相信在父母的支持鼓励下,孩子将来一定可以对自己的人生负责。

图4-1 糖尿病干预救助专项基金,可扫码求助

（四）孩子心理困扰

292. 我有点害怕，为什么周围的人用异样的眼神看我

糖尿病在未成年人群体中发病率不高，社会上对糖尿病的认知大多数还停留在中老年人才会患病的阶段。当一个孩子患上糖尿病的时候，不但他自己都不清楚糖尿病是什么，周围群体也不了解未成年人患糖尿病会带来什么样的影响，好奇、误解是患者在患病初期经常碰到的情况。

患病的过程其实也是一个了解学习糖尿病防治知识的过程。正因为陌生、不了解，我们才会害怕。当我们认识到糖尿病是怎么一回事，拥抱它，从此它就像呼吸一样是我们生活中的一部分，那我们就不会再害怕它。当我们心中不再害怕，如同其他人一样的生活，甚至还能向身边的人普及相关生活知识的时候，也自动消除了他们心中的好奇与疑问。

293. 感觉自己很可怜，为什么别人可以吃很多好吃的，我却不能

零食对每个孩子来说都有着巨大的诱惑力。但患糖尿病之后饮食控制就成了生活中的一个常态。很多原来可以随意吃的零食现在只能浅尝辄止，甚至有时候只能望而叹息。管住嘴一天两天比较容易，长久的饮食管理是一件非常需要毅力的事情。有时候孩子想吃零食有可能是受到环境的影响，看见别的小朋友吃，他也想吃。或者是一种逆反的心理，越不允许吃，越想去吃。一方面可以通过制定个性化的"零食"方案满足孩子的愿望，另一方面可以告诉孩子他们想吃零食并没有错，只是会让他们的身体受到伤害。他们能够想出各种方法，来勇敢应对生活中这些"不公平"的情况。这种品质尤为可贵，将会伴随他一生，所以他将来肯定不会是一个"可怜"的人，而是一个值得他人敬仰学习的榜样。

294. 糖尿病没法治愈,我是不是正在拖累我的家人

每个孩子都是带着祝福来到这个世界的,家庭是每个人在这个世界上的第一个避风港。每个家庭成员都会展现他自己在这个位置的能量。在未成年阶段,孩子需要依靠父母才能顺利成长,父母通过孩子的成长看到生命的希望。当孩子发生疾病或者是其他意外时,不可避免会对家庭环境产生一定的影响,但同时也是避风港体现它的作用的时机。

我们没有办法决定意外的发生,但是我们可以决定意外来临之后我们如何去面对。虽然糖尿病目前没有办法治愈,但是依旧可以利用科学的办法将它控制在合理的范围。患病我们没有办法控制,但是我们可以控制患病后的生活,依旧能走到最精彩的那一步!

295. 我已经病了 1 年多了,血糖高就打点胰岛素,也没出过什么问题,那我为什么还要这么费心地测血糖

患病的孩子以及家长,都潜意识期盼糖尿病对他们的生活没什么影响或者是这个疾病带来的所谓严重的后果都不会发生。在糖尿病初期,除了急性并发症的情况,例如严重低血糖昏迷,或者长期高血糖导致的酮症酸中毒会很快让人感受到糖尿病的危害之外,其他的反馈好像只有血糖仪上面显示的血糖数据。但是糖尿病是一种慢性内分泌系统疾病,它的危险不是某点某天某月某年血糖的高低,而是长期血糖不正常的累积给身体其他器官造成的危害与功能渐趋衰竭,是一个日积月累的过程。我们不能短期内没感受到它的反应就对它放松警惕、掉以轻心。

296. "糖宝"的青春期有什么特殊性

青春期是从性未成熟到具有潜在性生育力的过渡时期。在此期间,第二性征开始发育,激素及代谢变化亦随之发生。由 1 型糖尿病引起的明显代谢紊乱,可干扰青春期激素与代谢改变的正常进程,而发生于青春期的急剧代谢变化,也同样可使 1 型糖尿病患者的血糖难以得到稳定控制,并影响着某些糖尿病并发症的发生。

297. 青春期对"糖宝"的血糖有何影响

(1)青春期对糖尿病治疗的影响:糖尿病患者存在一个特定常见现象,就是其青春期阶段血糖水平较青春期前高且波动较大。就正常发育而言,与青春期儿童相比,青春期前的儿童其平均糖化血红蛋白水平较低,然后逐渐升高直到青春期,在青春期后其糖化血红蛋白水平又渐下降。

专家们认为,青春期血糖难以控制是由于青春期1型糖尿病患者所经受的心理、社会压力的增加所致。若医生对青春期糖尿病患者不增加胰岛素的剂量,则可能导致治疗不力,使血糖水平增高。必须注意到,在相同的青春期发育阶段,1型糖尿病女孩患者常较男孩需要更多的胰岛素。青春期时黎明现象在临床上更为明显,故青春期的治疗目标应该是增加胰岛素的利用度。为达到这一目的,需改变青春期1型糖尿病患者胰岛素用量的方案,以缓解黎明现象。

(2)青春期对糖尿病并发症的影响:目前认为,高血糖是糖尿病微血管并发症发生的一个主要促进因素。然而青春期前高血糖所引起的微血管损害,并不如青春期或青春期后相同程度的高血糖所引起的微血管损害那样严重。

事实上,青春期前的糖尿病患者出现视网膜病变极为罕见。除视网膜病变外,青春期对糖尿病其他并发症的发生也是一个重要因素。已有研究证明,青春期对糖尿病肾病的发生有影响,由此证实了在青春期开始以后的糖尿病微血管病变的发生,与血糖控制之间有一定的关系。

(3)青春期对患儿控糖行为的影响:孩子进入青春期后,由于孩子更为看重同伴关系,和同伴不一样的饮食限制和注射胰岛素、测量血糖的行为可能让孩子觉得自己是另类,会遭到同伴的歧视,因此易出现放任饮食和放弃治疗的行为。同时,青春期自我意识的觉醒也使原有的亲子沟通模式不再有效,也会加重孩子的逆反行为;另外,孩子对疾病的危害更加关注,可能出现自暴自弃。因此,在孩子进入青春期前后,要注重健康教育和调整亲子沟通方式和监管方式,鼓励父母更加平等倾听孩子的心声,和孩子协商能接受的保持监管的方式。

（五）"糖宝"的榜样

298. 国内有哪些励志的 1 型"糖宝"

国内有不少规范控制血糖,正在实现精彩人生的"小糖宝"和已经长大成人的 1 型"糖友"。可以关注"糖尿病干预救助专项基金"的公众号(本书第139 页,图 4－1),里面会陆续介绍不少"糖宝"的精彩生活和励志故事。

299. 我长大了想做医生,可以吗

当然可以! 这个回答是由一位大学五年级的临床医学实习生亲自撰写,下面是这位"大糖宝"分享的自己经历和感受。

为何选择医学

当有家长和"糖宝"有想学医的想法时,这说明你们对医学有了兴趣,而兴趣就是未来职业选择的最好老师。虽然说只有兴趣还不足以支撑一个人在医学上一直勇往直前,但是有这第一步,我们才好考虑之后的事情,而我也正是从兴趣开始的。

当时高中得病,住院期间还有之后和医院医生的接触,让我慢慢地对医学有了极其浓厚的兴趣,再加上那种深切地体会到作为一名医生治病救人的神圣和使命感,所以从高二开始,自己就坚定了想要学医的想法,并为这个目标在不断地努力。虽然高考成绩不尽如人意,但是就凭借着高出分数线 1 分的成绩进入临床医学专业,我就觉得这就是上天的安排吧。从我现在的生活和经历来看,真的应景"一切都是最好的安排"这句话。

从我的经历,我想告诉各位家长的是,按照孩子的兴趣来,如果孩子特别想学医,就抛开一切和血糖有关的顾虑,不要过多干涉,去尊重孩子的想法,

因为只有这样做，孩子才是开心的，只有开心了，才会很顺利地去做很多的事情。这一点，我的爸妈做得很好。另一方面，我想告诉各位"糖宝"的是，医学绝不是一个只凭兴趣就能一直坚持下去的学科，它需要你的 IQ 和 EQ 一直在线，我相信每一位患 1 型糖尿病的孩子都是十分睿智的，也是十分有想法的，但是，仅凭着一腔热血就去学医是远远不够的。学习力、善良心、责任感、永葆热情，这四个方面只要你觉得你可以，我相信你一定可以！

对医学有何认识

这是医科院校正在流传的"新医挂科率排行"段子：生理生化，必有一挂。分生细生，两门大坑。心理伦理，不明所以。病理药理，玩不死你。大内大外，不死才怪。诊断局解，学到吐血。解剖免疫，啊老天爷。微生物，hold不住。寄生虫，何生人。如果到 28 岁，你未嫁，我未娶，那么……那么你丫也是学医的吧？

哈哈哈，以这种我们学校流传很久的顺口溜开场，可能每一位家长和"糖友"们都明白了医学路漫漫其修远兮。内外妇儿书本堪比新四大名著也不是吹牛的，好在现在临床实习的自己把前四年每一次都像高考的期末考试挺了过来。虽然已经没有学校理论课程的学习，但是医学是一门活到老、学到老的课程，每一年几乎都要面临大大小小的考试和每天不断的学习。所以"劝人学医，天打雷劈"这句话有时候也是很应景，哈哈哈！

调侃过后，我就要真正说一说医学所带给我的益处。久病成医，这句话用在每一位"糖友"的身上都不为过，我进入大学，已经明白了 1 型糖尿病这个疾病很多知识，甚至在控糖方面比一些大夫做得都好，这是患病后疾病带给我的被迫去学习的知识。自从进入临床专业，从基础医学到临床医学，学到的知识越多，越能明白人体是一个复杂的机体，我也能用自己主动去学到的更多的知识来为自己的身体和生活做更有规划、更适合自己的打算，遇到一些问题的时候，也能从其他系统多方面考虑，这是学医带给我的主动去学习的习惯。

因为医生这个职业在很多人看来特别忙，所以很多人都会觉得对血糖有影响，但是转念一想，当今社会，做什么事情只要想干出一番事业，哪来轻松二字？如果让"血糖"二字束缚着自己，我们还能去做什么？所以要总结起来我对医学的认识，它是很累很苦的一个学习过程。抛开杂念，学医是为了去救治更多的人，也是我自己给自己看病的一个过程，是从被动对待病情到主动对待病情的一个过程,是从一个理论结合自身实践、让自己变得更好的一个过程!

如何调控血糖

在回答这个问题前,我想告诉各位一句话:"方法总比问题多。"生活各种变化,血糖各种波动,遇到问题我们努力去解决就行了。我在这个过程中所保持的状态是:**尽自己最大的努力去规律生活,如果遇到一些不规律,就当作一次积累经验学习的机会,那么下次相同的不规律的事情出现之后,在我看来,就是规律了。** 学习上,"功在平时"的我遇到繁重的期末考试会坦然面对,**生活中始终保持自制力、自控力,遇事沉着,坦然面对血糖。** 不论是否学医,都应该这样做。

就像我经常在一些活动中向一些家长提及"个体化"这三个字,**每一个人都是不同的个体,只有我们找到自己的规律,调整出最符合自己的方案和控制血糖的方法,我们才真正做到"个体化"。** 我的经验和网上很多人的经验都有一个参考的过程,不是照搬,而是要灵活运用到自己身上。

自己牵着血糖走,不让血糖牵着自己走。 这才是王道! 试想,如果血糖一高就心急如焚,不去找血糖偏高的原因,岂不是坏心情会导致血糖越来越高? 血糖越高越心急如焚,岂不是就进入一个恶性循环的过程? 无论是否想学医,归根到底我们所担心的就是"血糖"二字。想学医就要做好心理准备,这是一个和人打交道的过程,也是一个挑战自我超越自我的过程,就像血糖的控制不是一帆风顺的过程,也绝不是一塌糊涂的过程! 因此,我们要有底气,碰到再多困难,自己也能扛得起,未来甘之如饴!

我相信:每一位想学医的"糖宝"们,你一定可以!

300. 我长大了想做运动员,是不是在做梦

国外有很多1型糖尿病患者成长为运动明星的例子。下面是几个很典型的例子,所以"小糖宝"们即使是在年纪很小的时候就确诊糖尿病,也不要放弃自己的运动明星梦!

足球运动员:纳乔·费尔南德斯(Nacho Fernández)
纳乔1990年1月18日出生于西班牙马德里,职业足球运动员,司职后

卫,现效力于皇家马德里足球俱乐部。

纳乔在12岁那年被确诊为1型糖尿病。当时,纳乔已经在皇马青训营效力。那天准备出发去踢一场比赛,但是突然感觉不太对劲。一直想要去小便,喝了很多很多水。妈妈带着纳乔去医院检查,检查结果显示血糖值已经到顶。

之后,纳乔在医生的帮助下继续自己的足球生涯,出场首秀是在穆里尼奥任主教练时期,随后又跟随齐达内获得西甲冠军和欧冠的三连冠。纳乔代表西班牙国家队参加了2018年世界杯,并在对阵葡萄牙的关键比赛中打入首球,纳乔用实际表现告诉全世界,糖尿病患儿也能成长为世界级的球星!

纳乔在接受采访时说:"糖尿病完全没有限制我的生活,因为我什么运动都做过。在假期时,我喜欢骑山地自行车、铁人三项、铁人两项……我几乎什么都做过,并且没有受到任何影响。我能做任何我喜欢做的事。当然,我需要注意一下自己的饮食,但是在医生的帮助下,这点我注意得很好。"

橄榄球运动员:杰·李文堡(Jay Leeuwenburg)

此人是美国职业橄榄球联赛球队中的进攻型边后卫。在杰12岁时,他的体重急速下降,从170磅(77.1千克)跌到了130磅(58.97千克),因此看了医生并被诊断出患有1型糖尿病。自被诊断出糖尿病后,杰开始坚持运动,并使之成为他生活中不可或缺的一部分。杰多年不懈的运动不仅帮助他有效控制病情,还使得他获得了科罗拉多大学的体育奖学金。在1992年的全美橄榄球联赛选秀中,杰凭借他过人的实力成功晋升为职业橄榄球运动员。杰说,对于糖尿病和生活他都是做最坏的打算,尽最大的努力,抱最大的希望,终于获得了成功!

高尔夫运动员:米歇尔·麦肯(Michelle McGann)

此人是美国高尔夫运动员,13岁时被诊断出1型糖尿病。得病初期,米歇尔经历了许多身体不适甚至影响了她的正常训练。通过在饮食上的调整、使用适当的药物以及严密的自我血糖监控,米歇尔开始参加高尔夫球比赛,每次比赛她的技术水平都在不断提高。在米歇尔长达30年的职业生涯中,她凭借精湛的高尔夫球技蝉联3届美国青年高尔夫球赛女子组冠军并在众多高尔夫球赛事中扬名。

对于糖尿病,米歇尔认为:"对于糖尿病最大的认识错误是'糖尿病治疗只需要胰岛素就可以了'。现实并非如此,这是一场持久的战斗。你需要了解自己需要多少胰岛素、什么类型的运动适合你以及需要吃什么食物来平衡血糖。每个人都有很多不同的变量;对我有用的东西,对另一个人来说可能是非常危险的。"2012 年,她和丈夫乔纳森·萨特(Jonathan Satter)成立了以她名字命名的慈善基金——米歇尔·麦肯基金(MMF),致力于关注糖尿病、支持糖尿病教育与认知,同时为需要帮助的糖尿病患者提供药物和设备资助。

游泳运动员:小加里·霍尔(Gary Hall Jr)

美国著名游泳运动员,先后参与了 1996 年、2000 年和 2004 年的三届奥运会,共获得十枚奥运奖牌。在 1999 年,霍尔被确诊 1 型糖尿病。当时,他的医生告诉他,他再也不能参加比赛了。听到那个消息的霍尔感到很绝望,但他不愿放弃那么多年的努力。因此,他在经历着视力模糊和疲劳等糖尿病症状的同时,坚持为 2000 年奥运会进行训练。

最初的时候,霍尔像婴儿学步般一点点做着训练尝试,逐步增加锻炼时间,并根据监测的血糖在需要的时候注射胰岛素及相关调整。后来,霍尔远远超过了他的医生对他的限制,他先后参加了三届奥运会。1 型糖尿病患者参加奥运会游泳比赛这是前所未有的。不仅如此,霍尔还获得了总共 10 枚奥运奖牌,其中包括 5 枚金牌,并创造了新的速度纪录。在 2004 年奥运会上保住冠军头衔后,霍尔于 2008 年从竞技游泳中退役,并于同年 5 月入选奥运名人堂。

橄榄球运动员:杰克·伯恩(Jake Byrne)

美国职业橄榄球运动员,14 岁时被确诊 1 型糖尿病。杰克没有让糖尿病妨碍他的橄榄球梦,在大学期间,他担任威斯康星大学校队边锋。在完成大学学业后,他如愿进入全美橄榄球联盟成为职业橄榄球运动员。在杰克的体育生涯中,他先后效力于休斯敦 Texans 队、堪萨斯城 Chiefs 队以及圣迭戈 Chargers 队。杰克将他的橄榄球梦和追梦路上与糖尿病同行的心路历程都记录了下来,并在 2015 年将其出版成书《第一和目标:橄榄球教会我永不放弃》(*First and Goal:What Football Taught Me About Never Giving Up*),进而鼓舞激励到更多像他一样患有 1 型糖尿病的患者。

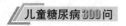

赛车运动员：查理·金保尔(Charlie Kimball)

美国方程式赛车手。查理出生于英国,但在美国加州长大。查理的父亲是一级方程式赛车和Indy汽车的设计师。受到父亲的影响,查理9岁起就开始接触赛车,17岁开始参加业余赛车赛事,并最终进入F3系列赛事。他22岁时被诊断出患有1型糖尿病,被迫在赛季中期放弃赛车项目。

为了回到赛场上,查理和他的医疗团队合作开发糖尿病治疗方案,其中包括可以帮助他在开车时控制病情的工具(特制连续血糖监测仪——可将读数传输到方向盘前的显示器上,以及车内备有瓶装葡萄糖饮料以防严重低血糖的发生)。在查理和他医疗团队的努力下,6个月后他顺利回归,并在那次比赛后成功登上了领奖台。

在赛场下,查理致力于提高社会对糖尿病患者的认识和关注,常在公开场合做有关糖尿病的演讲。2012年,查理·金保尔获得有美国社区服务领域诺贝尔奖之称的"杰斐逊公共服务奖"(Jefferson Award for Public Service)。同年,他还获得了Indy汽车颁发的"托尼雷纳新星奖"(Tony Renna Rising Star Award)。

篮球运动员：亚当·莫里森(Adam Morrison)

亚当八年级参加篮球夏令营期间,他体重急剧下降了30磅(约13.6千克)。从夏令营回去后,亚当被诊断出患有1型糖尿病。

自那之后,亚当开始通过培养健康饮食习惯配合胰岛素治疗来管控糖尿病病情。糖尿病并没有妨碍亚当成为高中篮球队的明星,他一路带领校队进入总决赛。亚当在Gonzaga大学校队效力三年之后,2006年获得了"雪佛兰年度最佳球员奖"并成功签约夏洛特山猫队(2014年5月改名为夏洛特黄蜂队),开始了他的职业篮球生涯!